百日通系列

药性赋百日通

中医之门 由此开启

冯文林 伍海涛 编著

SPM 南方出版传媒

广东科技出版社 | 全国优秀出版社

· 广 州 ·

图书在版编目（CIP）数据

药性赋百日通 / 冯文林，伍海涛编著. —广州：广东科技出版社，2022.2

（中医百日通系列）

ISBN 978-7-5359-7788-5

Ⅰ.①药… Ⅱ.①冯… ②伍… Ⅲ. ①药性歌赋 Ⅳ.①R285.1

中国版本图书馆CIP数据核字(2021)第244015号

药性赋百日通
YAOXINGFU BAIRITONG

出 版 人：严奉强
责任编辑：马霄行
封面设计：林少娟
责任校对：李云柯
责任印制：彭海波
出版发行：广东科技出版社
　　　　　（广州市环市东路水荫路 11 号　邮政编码：510075）
销售热线：020-37607413
http://www.gdstp.com.cn
E-mail: gdkjbw@nfcb.com.cn
经　　销：广东新华发行集团股份有限公司
排　　版：广州市友间文化传播有限公司
印　　刷：佛山市浩文彩色印刷有限公司
　　　　　（佛山市南海区狮山科技工业园 A 区　邮政编码：528225）
规　　格：889mm×1 194mm 1/32　印张 9.875　字数 240 千
版　　次：2022 年 2 月第 1 版
　　　　　2022 年 2 月第 1 次印刷
定　　价：36.00 元

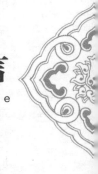

前言

preface

　　中医药学对中华民族的繁衍昌盛做出了巨大的贡献。自《黄帝内经》建立中医基础理论以来，历代医家在中医药学实践的道路上不断探索与创新，创作的中医药学著作汗牛充栋。其中，《药性赋》就是古代有名的概述药性的中药著作。

　　《药性赋》原书未注明作者，有考证约为金元时期作品，为学习中药知识的启蒙读物。该书将250种常用中药按药性分为寒、热、温、平四类，运用赋体形式言简意赅地描述了药物的功用，颇受历代读者喜爱，成为后人传诵的经典著作。自《药性赋》成书以来，古今数十位医家对其进行了注释和演绎，大都受到好评。为了使该书发扬光大，方便广大读者学习中药知识，编者参考现行《中药学》教材，在保持《药性赋》原书内容原汁原味的同时，尽量在每药之赋后撰写注释、性味、归经、功效、主治、用法用量、现代应用、使用注意、附方等内容，并附十八反歌、十九畏歌及药名的中文索引于书后。

　　需要说明的是，本书中的附方所涉及的药名、剂量、用法、功效、主治基本照录古籍中的原文，其中的剂量并不做换算，仅供读者参考，临床应用时要综合考虑患者的病情、体质、原方的配伍比例及国家的有关规定灵活处理，不可拘泥，以确保用药安全及治疗效果。

　　本书编者分别来自南方医科大学和广州中医药大学，都是常年工作在一线的老师和中医医生，本书内容凝结了他们各自的教学经验和临床经验。在编写过程中，编者力求通俗易懂、好学好用，希望能通过本书将《药性赋》这样的经典中医入门著作在广大读者中普及开来，但由于水平所限，书中缺点、错误在所难免，希望广大读者批评指正。

编者

2021年10月

目录

contents

第二章　热性药

3

第三章　温性药

第四章 平性药

附 录

中文索引

《药性赋》原文

寒 性

诸药赋性，此类最寒。

犀角解乎心热，羚羊清乎肺肝。泽泻利水通淋而补阴不足，海藻散瘿破气而治疝何难？

闻之菊花能明目而清头风，射干疗咽闭而消痈毒，薏苡理脚气而除风湿，藕节消瘀血而止吐衄。瓜蒌子下气润肺喘兮，又且宽中；车前子止泻利小便兮，尤能明目。

是以黄柏疮用，兜铃嗽医。地骨皮有退热除蒸之效，薄荷叶宜消风清肿之施。宽中下气，枳壳缓而枳实速也；疗肌解表，干葛先而柴胡次之。百部治肺热，咳嗽可止；栀子凉心肾，鼻衄最宜。玄参治结热毒痈，清利咽膈；升麻清风热肿毒，发散疮痍。

尝闻腻粉抑肺而敛肛门，金箔镇心而安魂魄。茵陈主黄疸而利水，瞿麦治热淋之有血。朴硝通大肠，破血而止痰癖；石膏治头痛，解肌而消烦渴。前胡除内外之痰实，滑石利六腑之涩结。天门冬止嗽，补血涸而润肝心；麦门冬清心，解烦渴而除肺热。

又闻治虚烦、除哕呕，须用竹茹；通秘结、导瘀血，必资大黄。宣黄连治冷热之痢，又厚肠胃而止泻；淫羊藿疗风寒之痹，且补阴虚而助阳。茅根止血与吐衄，石韦通淋与小肠。熟地黄补血且疗虚损，生地黄宣血更医眼疮。赤芍药破血而疗腹痛，烦热亦解；白芍药补虚而生新血，退热尤良。

若乃消肿满逐水于牵牛，除毒热杀虫于贯众。金铃子治疝气而补精血，萱草根治五淋而消乳肿。侧柏叶治血山崩漏之疾，香附子理血气妇人之用。地肤子利膀胱，可洗皮肤之风；山豆根解热毒，能止咽喉之痛。白鲜皮去风治筋弱，而疗足顽痹；旋覆花明目治头风，而消痰嗽壅。

又况荆芥穗清头目便血，疏风散疮之用；瓜蒌根疗黄疸毒痈，消渴解痰之忧。

地榆疗崩漏，止血止痢；昆布破疝气，散瘿散瘤。疗伤寒、解虚烦，淡竹叶之功倍；除结气、破瘀血，牡丹皮之用同。知母止嗽而骨蒸退，牡蛎涩精而虚汗收。

贝母清痰止咳嗽而利心肺，桔梗开肺利胸膈而治咽喉。

若夫黄芩治诸热，兼主五淋；槐花治肠风，亦医痔痢。常山理痰结而治温疟，葶苈泻肺喘而通水气。

此六十六种药性之寒者也。

热 性

药有温热，又当审详。

欲温中以荜茇，用发散以生姜。五味子止嗽痰，且滋肾水；腽肭脐疗痨瘵，更壮元阳。

原夫川芎祛风湿，补血清头；续断治崩漏，益筋强脚。麻黄表汗以疗咳逆，韭子壮阳而医白浊。川乌破积，有消痰治风痹之功；天雄散寒，为祛湿助精阳之药。

观夫川椒达下，干姜暖中。胡芦巴治虚冷之疝气，生卷柏破癥瘕而血通。白术消痰壅、温胃，兼止吐泻；菖蒲开心气、散冷，更治耳聋。丁香快脾胃而止吐逆，良姜止心气痛之攻冲。肉苁蓉填精益肾，石硫黄暖胃驱虫。胡椒主去痰而除冷，秦椒主攻痛而去风。吴茱萸疗心腹之冷气，灵砂定心脏之怔忡。

盖夫散肾冷、助脾胃，须荜澄茄；疗心痛、破积聚，用蓬莪术。缩砂止吐泻安胎，化酒食之剂；附子疗虚寒反胃，壮元阳之方。白豆蔻治冷泻，疗痛止痛于乳香；红豆蔻止吐酸，消血杀虫于干漆。

岂知鹿茸生精血，腰脊崩漏之均补；虎骨壮筋骨，寒湿毒风之并祛。檀香定霍乱，而心气之痛愈；鹿角秘精髓，而腰脊之痛除。消肿益血于米醋，下气散寒于紫苏。扁豆助脾，则酒有行药破结之用；麝香开窍，则葱为通中发汗之需。

尝观五灵脂治崩漏，理血气之刺痛；麒麟竭止血出，疗金疮之伤折。糜茸壮阳以助肾，当归补虚而养血。乌贼骨止带下，且除崩漏目翳；鹿角胶住血崩，能补虚羸劳绝。白花蛇治瘫痪，疗风痒之癣疹；乌梢蛇疗不仁，去疮疡之风热。乌药有治冷气之理，禹余粮乃疗崩漏之因。巴豆利痰水，能破寒积；独活疗诸风，不论新久。山茱萸治头晕遗精之药，白石英医咳嗽吐脓之人。厚朴温胃而去呕胀，消痰亦验；肉桂行血而疗心痛，止汗如神。

是则鲫鱼有温胃之功，代赭乃镇肝之剂。沉香下气补肾，定霍乱之心痛；橘皮开胃去痰，导壅滞之逆气。

此六十种药性之热者也。

温 性

温药总括，医家素谙。

木香理乎气滞，半夏主于痰湿。苍术治目盲，燥脾祛湿宜用；萝卜去膨胀，下气制面尤堪。

况夫钟乳粉补肺气，兼疗肺虚；青盐治腹痛，且滋肾水。山药而腰湿能医，阿胶而痢嗽皆止。赤石脂治精浊而止泄，兼补崩中；阳起石暖子宫以壮阳，更疗阴痿。

诚以紫菀治嗽，防风祛风。苍耳子透脑止涕，威灵仙宣风通气。细辛去头风，止嗽而疗齿痛；艾叶治崩漏，安胎而医痢红。羌活明目祛风，除湿毒肿痛；白芷止崩治肿，疗痔瘘疮痈。

若乃红蓝花通经，治产后恶血之余；刘寄奴散血，疗烫火金疮之苦。减风湿之痛则茵芋叶，疗折伤之症则骨碎补。藿香叶辟恶气而定霍乱，草果仁温脾胃而止呕吐。巴戟天治阴疝白浊，补肾尤滋；元胡索理气痛血凝，调经有助。

尝闻款冬花润肺，去痰嗽以定喘；肉豆蔻温中，止霍乱而助脾。抚芎走经络之痛，何首乌治疮疥之资。姜黄能下气，破恶血之积；防己宜消肿，祛风湿之施。藁本除风，主妇人阴痛之用；仙茅益肾，扶元气虚弱之衰。

乃曰破故纸温肾，补精髓与劳伤；宣木瓜入肝，疗脚气并水肿。杏仁润肺燥止嗽之剂，茴香治疝气肾痛之用。诃子生精止渴，兼疗滑泄之疴；秦艽攻风逐水，又除肢节之痛。槟榔豁痰而逐水，杀寸白虫；杜仲益肾而添精，去腰膝重。

当知紫石英疗惊悸崩中之疾，橘核仁治腰痛疝气之㿗。金樱子兮涩遗精，紫苏子兮下气涎。淡豆豉发伤寒之表，大小蓟除诸血之鲜。益智安神，治小便之频数；麻仁润肺，利六腑之燥坚。

抑又闻补虚弱、排疮脓，莫若黄芪；强腰脚、壮筋骨，无如狗脊。菟丝子补肾以明目，马蔺花治疝而有益。

此五十四种药性之温者也。

详论药性，平和惟在。

以硇砂而去积，用龙齿以安魂。青皮快膈除膨胀，且利脾胃；芡实益精治白浊，兼补真元。

原夫木贼草去目翳，崩漏亦医；花蕊石治金疮，血行则却。决明和肝气，治眼之剂；天麻主头眩，祛风之药。甘草和诸药而解百毒，盖以性平；石斛平胃气而补肾虚，更医脚弱。

观乎商陆治肿，覆盆益精。琥珀安神而散血，朱砂镇心而有灵。牛膝强足补精，兼疗腰痛；龙骨止汗住泄，更治血崩。甘松理风气而痛止，蒺藜疗风疮而目明。人参润肺宁心，开脾助胃；蒲黄止崩治衄，消瘀调经。

岂不以南星醒脾，祛惊风痰吐之忧；三棱破积，除血块气滞之症。没食主泄泻而神效，皂角治风痰而响应。桑螵蛸疗遗精之泄，鸭头血医水肿之盛。蛤蚧治劳嗽，牛蒡子疏风壅之痰；全蝎主风瘫，酸枣仁去怔忡之病。

尝闻桑寄生益血安胎，且止腰痛；大腹子去膨下气，亦令胃和。小草、远志，俱有宁心之妙；木通、猪苓，尤为利水之多。莲肉有清心醒脾之用，没药乃治疮散血之科。郁李仁润肠宣血，去浮肿之疾；茯神宁心益智，除惊悸之痫。白茯苓补虚劳，多在心脾之有眚；赤茯苓破结血，独利水道以无毒。

因知麦芽有助脾化食之功，小麦有止汗养心之力。白附子去面风之游走，大腹皮治水肿之泛溢。椿根白皮主泻血，桑根白皮主喘息。桃仁破瘀血兼治腰痛，神曲健脾胃而进饮食。五加皮坚筋骨以立行，柏子仁养心神而有益。

抑又闻安息香辟恶，且止心腹之痛；冬瓜仁醒脾，实为饮食之资。僵蚕治诸风之喉闭，百合敛肺痨之嗽萎。赤小豆解热毒，疮肿宜用；枇杷叶下逆气，哕呕可医。连翘排疮脓与肿毒，石楠叶利筋骨与毛皮。谷芽养脾，阿魏除邪气而破积；紫河车补血，大枣和药性以开脾。

然而鳖甲治痨疟，兼破癥瘕；龟甲坚筋骨，更疗崩疾。乌梅主便血疟疾之用，竹沥治中风声音之失。

此六十八种药性之平者也。

第一章　寒性药

1. 犀角

【原文】犀角[1]解[2]乎[3]心热。

【注释】

[1] 犀角，为犀牛的角。由于犀牛属稀有珍贵保护动物，故目前已明令禁用犀角，而以水牛角代替。

[2] 解：清解。

[3] 乎：句中语气词。

【性味】咸、苦，寒。

【归经】归心、肝经。

【功效】清热凉血，定惊解毒。

【主治】热入营血、高热神昏，血热妄行、斑疹吐衄，喉痹咽肿，疮疡肿毒。

【用法用量】水牛角代，15～30g。

【现代应用】治疗过敏性紫癜、病毒性肝炎、血栓闭塞性脉管炎等。

【使用注意】现已禁用，可用水牛角代。水牛角的功效与犀角相近，但药力稍弱，故用量宜大。

【附方】犀角地黄汤（《小品方》，录自《外台秘要》）：犀角（水牛角代）一两，生地黄半斤，芍药三分，牡丹皮一两。水煎服。功效：清热解毒，凉血散瘀。主治：热入血分，热扰心神，身热谵语，舌绛起刺，脉细数；或热伤血络，斑色紫黑，吐血、衄血、便血、尿血等，舌红绛，脉数；或蓄血瘀热，喜忘如狂，漱水不欲咽，大便色黑易解等。

2. 羚羊（羚羊角）

【原文】羚羊[1]清乎肺肝。

【注释】

[1] 羚羊：指羚羊角，为牛科动物赛加羚羊的角。

【性味】咸，寒。

【归经】归肝、心经。

【功效】平肝息风，清肝明目，清热解毒。

【主治】

（1）肝风内动，惊痫抽搐：肝主风，性喜动。羚羊角主入肝经，咸寒质重，善清泄肝热，平肝息风，镇惊解痉，故为治疗惊痫抽搐之要药，尤宜用于热极生风所致者。

（2）肝阳上亢，头晕目眩：羚羊角味咸质重主降，有平肝潜阳之功。

（3）肝火上炎，目赤头痛：肝经火盛，上攻眼目，可致目赤肿痛、头痛、畏光流泪等，羚羊角咸寒入肝，善清泻肝火而明目。

（4）温热病壮热神昏，热毒发斑：羚羊角入心肝二经，寒以胜热，故能气血两清，清热凉血，泻火解毒，火热得清而神安。

【用法用量】水煎服，1～3g；宜单煎2小时以上。磨汁或研粉服，每次0.3～0.6g。

【现代应用】治疗各种高热、发热抽搐、面肌痉挛症、面神经炎、头皮神经痛、脑血栓形成、出血性中风、小儿呼吸道感染、紫癜等。

【使用注意】羚羊角性寒，脾虚慢惊者、无火热之证者忌用，过敏者禁用。

【附方】羚角钩藤汤（《通俗伤寒论》）：羚角片（先煎）钱半，霜桑叶二钱，京川贝（去心）四钱，鲜生地五钱，双钩藤（后入）三钱，滁菊花三钱，茯神木三钱，生白芍三钱，生甘草八分，淡竹茹（鲜刮，与羚羊角先煎代水）五钱。水煎服。功效：凉肝息风，增液舒筋。主治：肝经热盛，热极动风，以及肝热风阳上逆等症。

3. 泽泻

【原文】泽泻利水通淋而补阴不足[1]。

【注释】

[1]补阴不足：指泽泻通过清泻肾经虚火而坚阴，间接补阴不足。

【性味】甘、淡，寒。

【归经】归肾、膀胱经。

【功效】利水消肿，渗湿，泄热。

【主治】

（1）小便不利，水肿胀满：泽泻甘淡渗湿，入肾、膀胱经，利水作用较强。

（2）痰饮、泄泻：泽泻渗利水湿，能行痰饮。

（3）带下淋浊，阴虚火亢：泽泻甘淡性寒，入肾、膀胱经，故能泄两经之热，既能清利膀胱湿热，又能泻肾经虚火。

【用法用量】水煎服，6～12g。

【现代应用】治疗高脂血症、高血压、耳病性眩晕、糖尿病、中耳积液等。

【使用注意】肾虚精滑、无湿热者禁用。

【附方】五苓散（《伤寒论》）：猪苓（去皮）十八铢，泽泻一两六铢，白术十八铢，茯苓十八铢，桂枝（去皮）半两。散剂，以白饮和服方寸匕；汤剂，水煎服，多饮热水，取微汗。功效：利水渗湿，温阳化气。主治：膀胱气化不利之蓄水证，小便不利，头痛微热，烦渴欲饮，甚则水入即吐，或脐下动悸，吐涎沫而头目眩晕，或短气而咳，或水肿、泄泻，舌苔白，脉浮或浮数。

4. 海藻

【原文】海藻[1]散瘿[2]破气而治疝何难?

【注释】

[1]海藻：为马尾藻科植物海蒿子或羊栖菜的干燥藻体。

[2]瘿：中医指因郁怒忧思过度等，气郁痰凝血瘀结于颈部或与缺碘有关的病。可分为"气瘿""肉瘿""石瘿"等。

【性味】苦、咸，寒。

【归经】归肝、胃、肾经。

【功效】消痰软坚，利水消肿。

【主治】

（1）瘿瘤瘰疬，睾丸肿痛：海藻咸寒，功能清热消痰、软坚散结消肿，为治痰火凝聚、瘿瘤瘰疬之要药。

（2）水肿尿少：海藻咸寒，具清热利水消肿之功。

【用法用量】水煎服，10～15g。

【现代应用】治疗颈淋巴结结核、甲状腺良性肿瘤等。

【使用注意】传统认为海藻反甘草，但临床也有配伍同用者。脾胃虚寒蕴湿者忌用。

【附方】海藻玉壶汤（《外科正宗》）：海藻、贝母、陈皮、昆布、青皮、川芎、当归、半夏、连翘、甘草节、独活各一钱，海带五分。水煎服。功效：化痰软坚，消散瘿瘤。主治：肝脾不调，气滞痰凝。瘿瘤初起，或肿或硬，或赤或不赤，但未破者。

5. 菊花

【原文】菊花能明目而清头风。

【性味】辛、甘、苦，微寒。

【归经】归肺、肝经。

【功效】疏散风热，平肝明目，清热解毒。

【主治】

（1）风热感冒、发热头痛。

（2）风邪上扰、头痛目眩，风痰上扰、头昏目眩。

（3）目赤昏花，翳膜内障，瞳仁紧小，睑眩赤烂等：由于菊花功善疏风清热，清肝泻火，兼能益阴明目，故可用于治疗肝经风热、肝火上攻，以及肝肾阴虚所致的目赤肿痛、目暗不明、视物昏花、翳膜附睛等。

（4）眩晕惊风，油风脱发，头面游风、风癣，疗疮肿毒。

【用法用量】水煎服，5~9g。或泡茶，入丸散。

【现代应用】治疗发热、急慢性咽炎、头痛、三叉神经痛、高血压、眩晕、冠心病、重症沙眼、风热喉痹、老年颜面黧黑症、小儿丘疹性荨麻疹、链霉素毒性反应、鼻炎、鼻窦炎、慢性肝炎等。

【使用注意】凡阳虚或头痛而恶寒者均忌用。《本草汇言》云"气虚胃寒，食少泄泻之病，宜少用之"。菊花有黄菊花、白菊花、野菊花三种，一般疏散风热多用黄菊花（杭菊花），平肝明目用白菊花（滁菊花），清热解毒用野菊花。

【附方】桑菊饮（《温病条辨》）：桑叶二钱五分，菊花一钱，杏仁二钱，连翘一钱五分，薄荷八分，苦桔梗二钱，生甘草八分，苇根二钱。水煎服。功效：疏风清热，宣肺止咳。主治：风温初起，表热轻证。但咳，身热不甚，口微渴，脉浮数。

6. 射干

【原文】射干疗咽闭[1]而消痈毒。

【注释】

[1] 咽闭：病症名，即喉闭，见《赤水玄珠》卷三，系指咽喉肿起，喉道闭阻的病症。多由肝肺火盛、复感风寒或过食膏粱厚味而成。治宜疏散外邪，消肿解毒，方用普济消毒饮。脓成时可刺破排脓，外吹冰硼散，或刺少商、合谷穴出血。本病类似现代的咽后壁脓肿。

【性味】苦，寒。

【归经】归肺经。

【功效】清热解毒，祛痰利咽。

【主治】

（1）咽喉肿痛：射干苦寒泄降，清热解毒；入肺经，清肺泻火，降气消痰；兼入血分，散血消肿，为治咽喉肿痛之要药。

（2）痰热咳喘：射干善清肺火，降气消痰而平喘止咳。

【用法用量】水煎服，6～10g。

【现代应用】治疗咽喉炎、慢性鼻窦炎、水田皮炎、乳糜尿、胃痛等。

【使用注意】射干苦寒，脾虚便溏者不宜使用。孕妇忌用或慎用。

【附方】射干麻黄汤（《金匮要略》）：射干三两，麻黄四两，生姜四两，细辛三两，紫菀三两，款冬花三两，大枣七枚，半夏（大者，洗）半升，五味子半升。水煎服。功效：宣肺祛痰，下气止咳。主治：痰饮郁结，气逆喘咳。咳而上气，喉中有水鸡声。

7. 薏苡（薏苡仁）

【原文】薏苡[1]理脚气[2]而除风湿。

【注释】

[1]薏苡：指薏苡仁，为禾本科植物薏米的干燥成熟种仁。

[2]脚气：病名，又称脚弱，见《肘后备急方》卷三。因外感湿邪风毒或饮食厚味所伤，积湿生热，流注腿脚而致病。

【性味】甘、淡，凉。

【归经】归脾、胃、肺经。

【功效】健脾渗湿，除痹止泻，清热排脓。

【主治】

（1）水肿脚气，小便不利：薏苡仁甘淡利湿，微寒清热，能利水渗湿，又兼健脾补中，常用于治疗水湿滞留或湿热内蕴的水肿脚气、小便不利等。

（2）脾虚泄泻：薏苡仁淡以渗湿，甘以益脾，故能渗除脾湿，补益脾土，其微寒而不伤胃，补脾而不滋腻，为清补淡渗之品。

（3）湿痹湿温，筋脉拘挛：薏苡仁能渗湿除痹，通利关节，缓和拘挛。

（4）肺痈、肠痈：薏苡仁可上清肺金之热，下利肠胃之湿。

【用法用量】水煎服或煮食，9～30g。清利湿热宜生用，健脾止泻宜炒用。

【现代应用】治疗扁平疣、癌症、坐骨神经痛、鞘膜积液等。

【使用注意】津液不足者慎用。

【附方】三仁汤（《温病条辨》）：杏仁五钱，飞滑石六钱，白通草二钱，白蔻仁二钱，竹叶二钱，厚朴二钱，生薏苡仁六钱，半夏五钱。水煎服。功效：宣畅气机，清利湿热。主治：湿温初起及暑温夹湿之湿重于热证。头痛恶寒，身重疼痛，肢体倦怠，面色淡黄，胸闷不饥，午后身热，苔白不渴，脉弦细而濡。

8. 藕节

【原文】藕节消瘀血而止吐衄。

【性味】甘、涩，平。

【归经】归肝、肺、胃经。

【功效】收敛止血。

【主治】

（1）吐衄咳血：藕节味甘涩而性平，能收敛止血，又能消瘀，止中有行，故止血而无留瘀之弊。

（2）便血，崩漏：藕节味涩性平，下焦的尿血、便血亦可应用。

【用法用量】内服：10～15g，入汤剂，大剂量可用至30g。鲜品30～60g，捣汁饮用。亦可研末入丸散。

【现代应用】治疗鼻出血、乳腺增生等。

【使用注意】藕节入药，有生（鲜）用与炒炭用之不同。生用性平偏凉，止血散瘀力胜，大多用于因热而猝暴出血下，鲜品效果更佳。炒炭用性平偏温，收敛止血效佳，多用于虚寒性的慢性出血。

【附方】双荷散（《太平圣惠方》）：藕节七个，荷叶顶七个。加蜂蜜少许，水煎服；或做丸剂服用。功效：凉血止血。主治：猝暴吐血。

9. 瓜蒌子

【原文】瓜蒌子下气润肺喘兮，又且宽中[1]。

【注释】

[1] 宽中：与疏郁理气义同。

【性味】甘、微苦，寒。

【归经】归肺、胃、大肠经。

【功效】润肺化痰，润燥滑肠。

【主治】

（1）肺热咳嗽，痰浊黄稠：瓜蒌子甘寒清润，可清热化痰，润肺下气。

（2）肠燥便秘：瓜蒌子甘寒质润，有润肠通便之功。

【用法用量】水煎服，10～15g，打碎入煎。

【现代应用】用于高血糖、小儿急性支气管炎、支气管肺炎、咳嗽痰多久久不愈等。

【使用注意】瓜蒌子甘寒而滑，脾虚便溏及湿痰、寒痰者忌用。瓜蒌子反乌头。瓜蒌在古代使用时不分皮、子，以整个果实入药。在张仲景方中，即称栝楼实。至南北朝时期，《雷公炮炙论》中说："凡使皮、子、茎、根其效各别。"自此以后，除用全瓜蒌外，用其果皮名瓜蒌皮，用其种子名瓜蒌子。全瓜蒌既能清热化痰、宽胸散结，又能润肠通便；瓜蒌皮则功偏清肺化痰、利气宽胸，而瓜蒌子则功偏润肺化痰、润燥滑肠。

【附方】小陷胸汤（《伤寒论》）：黄连一两，半夏（洗）半升，瓜蒌实（含瓜蒌子）大者一枚。水煎服。功效：清热化痰，宽胸散结。主治：痰热互结证。胸脘痞闷，按之则痛，或心胸闷痛，或咳痰黄稠，舌红苔黄腻，脉滑数。

10. 车前子

【原文】车前子止泻利小便兮，尤能明目。

【性味】甘，微寒。

【归经】归肝、肾、肺、小肠经。

【功效】清热利尿，渗湿通淋，清肝明目，清肺化痰。

【主治】

（1）热淋涩痛：车前子甘寒滑利，能清利湿热、利水通淋，为治淋要药。

（2）暑湿泄泻：车前子能利小便而实大便，对湿盛引起的水泻尤宜。

（3）肝火上炎，目赤肿痛：车前子性寒泄热，能清泄肝火而明目。

（4）痰热咳嗽：车前子性寒入肺，具有清肺化痰之功。

【用法用量】水煎服，5～10g，纱布包煎。

【现代应用】治疗泌尿道疾病、小儿单纯性消化不良、高血压等。

【使用注意】肾虚精滑者慎用。

【附方】龙胆泻肝汤（《医方集解》，原书未著用量）：龙胆草（酒炒），黄芩（炒），栀子（酒炒），泽泻，木通，当归（酒炒），生地黄（酒炒），柴胡，生甘草，车前子。水煎服，亦可制成丸剂。功效：清泻肝胆实火，清利肝经湿热。主治：①肝胆实火上炎证。头痛目赤，胁痛，口苦，耳聋，耳肿，舌红苔黄，脉弦数有力。②肝经湿热下注证。阴肿，阴痒，筋痿，阴汗，小便淋浊，或妇女带下黄臭等，舌红苔黄腻，脉弦数有力。

11. 黄柏

【原文】黄柏疮用[1]。

【注释】

[1]疮用：用于治疗疮疡肿毒。

【性味】苦，寒。

【归经】归肾、膀胱、大肠经。

【功效】清热燥湿，泻火解毒，退热除蒸。

【主治】

（1）湿热带下、淋浊：黄柏苦寒沉降，可清热燥湿，长于清泻下焦湿热。

（2）湿热泻痢、黄疸：黄柏苦寒，可清热燥湿，善清大肠湿热而医泻痢，善泻湿热蕴结而退黄疸。

（3）湿痹痿躄（湿热浸淫筋脉而足膝肿痛或软弱无力）：黄柏苦寒沉降，善清下焦湿热而消肿止痛。

（4）疮疡肿毒、水火烫伤：黄柏既能清热燥湿，又能泻火解毒。

（5）阴虚发热、盗汗遗精：黄柏长于清相火，退骨蒸。

【用法用量】水煎服，5～10g。外用适量。

【现代应用】治疗细菌性痢疾、肠炎、痔疮合并感染、产后会阴伤口感染、慢性前列腺炎、慢性支气管炎、慢性骨髓炎、发热、脱发、下肢溃疡、脓疱疮、湿疹、带状疱疹、手癣、脸部隐翅虫皮炎、慢性咽炎、慢性上颌窦炎、中耳炎、流行性脑脊髓膜炎、烧伤等。

【使用注意】黄柏苦寒，容易伤胃气，脾胃虚寒者慎用。

【附方】知柏地黄丸（《医方考》，又名六味地黄丸加黄柏知母方）熟地黄八钱，山萸肉、干山药各四钱，泽泻、牡丹皮、茯苓（去皮）各三钱，知母（盐炒）、黄柏（盐炒）各二钱。为细末，炼蜜为丸，如梧桐子大，每服二钱，温开水送下。功效：滋阴降火。主治：肝肾阴虚，虚火上炎。头目昏眩，耳鸣耳聋，虚火牙痛五心烦热，腰膝酸痛，血淋尿痛，遗精梦泄，骨蒸潮热，盗汗颧红，咽干口燥，舌质红，脉细数。

12. 兜铃（马兜铃）

【原文】兜铃[1]嗽医[2]。

【注释】

[1] 兜铃：即马兜铃，为马兜铃科植物北马兜铃或马兜铃的干燥成熟果实。

[2] 嗽医：医嗽，医治喘嗽病症。

【性味】苦，微寒。

【归经】归肺、大肠经。

【功效】清肺化痰，止咳平喘，清肠消痔。

【主治】

（1）肺热喘咳：马兜铃性寒质轻，主入肺经，味苦泄降，善清降肺气而化痰止咳平喘，凡咳喘痰嗽属肺热气逆者，皆相适宜。

（2）痔疮肿痛：马兜铃苦寒，入大肠经，能清泄大肠实热而消肿痛。

【用法用量】水煎服，3～10g。外用适量，煎汤熏洗。肺热咳喘宜生用，肺虚久咳宜蜜炙用。

【现代应用】治疗慢性气管炎、梅核气、高血压等。

【使用注意】马兜铃苦寒易伤胃气，故脾虚便溏及虚寒咳喘均忌用。2020版药典未收录该药，不建议应用。

【附方】补肺阿胶汤（《小儿药证直诀》）：阿胶（麸炒）一两五钱，牛蒡子（炒香）二钱五分，甘草（炙）二钱五分，马兜铃（焙）五钱，杏仁（去皮尖）七个，糯米（炒）一两。为细末，每服一二钱，水煎，食后温服。功效：养阴补肺，清热止血。主治：小儿肺阴虚兼有热证。咳嗽气喘，咽喉干燥，喉中有声，或痰中带血，舌红少苔，脉细数。

13. 地骨皮

【原文】地骨皮[1]有退热除蒸[2]之效。

【注释】

[1]地骨皮：为茄科植物枸杞或宁夏枸杞的干燥根皮。

[2]蒸：骨蒸，自觉身体发热，其热很深，好像从骨髓蒸发出来一样，不易退去。骨蒸是虚热的一种，临床常称作"骨蒸潮热"。

【性味】甘，寒。

【归经】归肺、肝、肾经。

【功效】凉血退蒸，清肺降火。

【主治】

（1）阴虚发热、盗汗骨蒸：地骨皮甘寒清润，能清肝肾之虚热，除有汗之骨蒸，为退虚热、疗骨蒸之佳品。

（2）肺热咳嗽：地骨皮甘寒，善清泄肺热，除肺中伏火，伏火去则肺气清肃自行。

（3）血热出血：地骨皮甘寒入血分，又有清热凉血止血之功。

（4）内热消渴：地骨皮于清热除蒸降火之中，兼有生津止渴的作用。

【用法用量】水煎服，6~15g。

【现代应用】治疗糖尿病、原发性高血压、牙痛、牙髓炎、

药性赋 百日通

齿衄、过敏性皮肤病、鸡眼、疮面久不愈合等。

【使用注意】外感风寒发热及脾胃虚寒便溏者不宜用。

【附方】清骨散（《证治准绳》）：银柴胡一钱五分，胡黄连、秦艽、鳖甲（醋炙）、地骨皮、青蒿、知母各一钱，甘草五分。水煎服。功效：清虚热，退骨蒸。主治：肝肾阴虚，虚火内扰。骨蒸潮热，或低热日久不退，形体消瘦，唇红颧赤，困倦盗汗，或口渴心烦，舌红少苔，脉细数等。

14. 薄荷叶（薄荷）

【原文】薄荷叶[1]宜消风清肿之施。

【注释】

[1] 薄荷叶：临床所用薄荷为唇形科植物薄荷的干燥地上部分，包括薄荷茎、薄荷叶。

【性味】辛，凉。

【归经】归肺、肝经。

【功效】疏散风热，清利头目，利咽透疹，疏肝解郁，辟秽气。

【主治】

（1）风热感冒，温病初起：薄荷辛以发散，凉以清热，归于肺经，善清肺卫之风热，为疏散风热常用之品。

（2）风邪头痛，伤风咳嗽：《证治汇补·伤风》云"伤于风者，上先受之"，头面居人体之上，肺为脏腑之华盖，故风邪侵犯，头面及肺系首先受累，风邪阻滞经络故见头痛，肺失宣肃而为咳嗽。薄荷质轻上浮，辛散透邪，芳香透窍，可祛风外出。

（3）咽喉肿痛，口舌生疮，牙龈肿痛：薄荷辛以散热，凉以清热，辛凉芳香，常用于热邪壅滞于上的诸多病症。薄荷凉爽怡人，尤为利咽之佳品。

（4）喉痹、乳蛾、喉风、疫喉、久嗽等：薄荷功善疏散上焦风热，清头目，利咽喉，理肺气。

（5）目赤肿痛，胞睑赤烂，酒渣鼻：薄荷质轻向上，能疏散风热，既归于肺经，亦归于肝经，故可治疗肝经火热上攻于目之目赤肿痛。亦可用于脾经内有伏热，外受风热侵袭，上攻于目之胞睑赤烂。肺开窍于鼻，肺经风热上壅，蕴结于鼻，而成酒渣鼻，治之需疏散风热、清解热毒。

（6）风疹瘙痒，荨麻疹：薄荷辛凉透疹，有很好的祛风功效，可祛风而止痒。

（7）肝气郁滞，胁肋胀痛：薄荷善入肝经，能疏肝解郁。

（8）暑湿吐泻。

【用法用量】水煎服，3~6g。入煎剂宜后下，其叶长于发汗，梗偏于理气，炒用可减辛散之力，适用于有汗者。

【现代应用】治疗流行性感冒、睑腺炎（麦粒肿）、急性结膜炎、胃痛、口腔疾病、慢性荨麻疹、急性乳腺炎等。

【使用注意】薄荷芳香辛散，发汗耗气，故体虚多汗者不宜使用，阴虚血燥、肝阳偏亢者忌用。

【附方】竹叶柳蒡汤（《先醒斋医学广笔记》）：西河柳五钱，荆芥穗一钱，干葛一钱五分，蝉蜕一钱，薄荷叶一钱，牛蒡子（炒、研）一钱五分，知母（蜜炙）一钱，玄参二钱，甘草一钱，麦门冬（去心）三钱，竹叶三十片，甚者加石膏五钱，冬米一撮。水煎服。功效：透疹解表，清热生津。主治：痧疹初起，透发不出。喘嗽，鼻塞流涕，恶寒轻，发热重，烦闷躁乱，咽喉肿痛，唇干口渴，苔薄黄而干，脉浮数。

15. 枳壳

【原文】宽中下气，枳壳缓而枳实速也。

【性味】苦、辛，微寒。

【归经】归脾、肺、大肠经。

【功效】破气除痞，化痰消积。

【主治】食积、胃肠气滞、胸膈痰滞、胸痹、结胸等。

【用法用量】水煎服，3～10g，大量可用至30g。

【现代应用】治疗胃下垂、抑郁障碍、冠心病、功能性便秘等。

【使用注意】孕妇慎用。

【附方】血府逐瘀汤（《医林改错》）：桃仁四钱，红花三钱，当归三钱，生地黄三钱，川芎一钱半，赤芍二钱，牛膝三钱，桔梗一钱半，柴胡一钱，枳壳二钱，甘草二钱。水煎服。功效：活血化瘀，行气止痛。主治：胸中血瘀。胸痛，头痛，日久不愈，痛如针刺而有定处，或呃逆日久不止，或饮水即呛，干呕，或内热瞀闷，或心悸怔忡，失眠多梦，急躁易怒，入暮潮热，唇暗或两目暗黑，舌质暗红，或舌有瘀斑或瘀点，脉涩或弦紧。

16. 枳实

【原文】宽中下气，枳壳缓而枳实速也。

【性味】苦、辛，微寒。

【归经】归脾、胃、大肠经。

【功效】破气消积，化痰除痞。

【主治】

（1）胃肠积滞，脘腹痞满，腹痛便秘，或湿热泻痢、里急后重：枳实辛行苦降，主入脾、胃、大肠经，作用较强烈，善破气除痞、消积导滞而治胃肠积滞诸证。

（2）产后腹痛：枳实味辛，能行气以助活血而止痛。

（3）痰滞胸脘痞满，胸痹结胸：枳实辛行苦泄，可行气化痰以消痞，破气除满而止痛。

（4）气滞胸胁疼痛：枳实善破气行滞而止痛。

（5）子宫脱垂、脱肛等脏器下垂症。

【用法用量】水煎服，3～10g，大量可用至30g。炒用性较平和。

【现代应用】治疗胃及十二指肠溃疡、胃痛、胆汁反流性胃炎、慢性胃窦炎、胃黏膜异型增生、便秘、腹部手术后腹胀、胃下垂、子宫脱垂、休克、心源性水肿、心力衰竭、高血容量型血管性头痛、小儿肝脾肿大、慢性淋巴细胞性甲状腺炎、三叉神经痛等。

【使用注意】孕妇慎用。枳实力酷，偏于破气除痞，消积导滞；枳壳力缓，偏于行气开胸，宽中除胀。

【附方】温胆汤（《三因极一病证方论》）：半夏（汤洗七次）、竹茹、枳实（麸炒，去瓤）各二两，陈皮三两，甘草（炙）一两，茯苓一两半。上锉为散，每服四大钱，加生姜五片，大枣一枚，水煎，食前服。功效：理气化痰，和胃利胆。主治：胆郁痰扰。胆怯易惊，头眩心悸，心烦不眠，夜多异梦，或呕恶呃逆，眩晕，癫痫，苔白腻，脉弦滑。

药性赋
百日通

17. 干葛（葛根）

【原文】疗肌解表，干葛[1]先而柴胡次之。

【注释】

［1］干葛：即葛根，为豆科植物野葛的干燥根。

【性味】辛、甘，凉。

【归经】归脾、胃经。

【功效】解肌退热，透发麻疹，生津止渴，升阳止泻。

【主治】

（1）风寒外感：葛根辛甘性凉，辛能透散，凉而不寒，入脾、胃经，有良好的发表解肌作用，为解肌之代表药，常用于外感六淫之邪侵袭肌表引起的恶寒发热、头痛、项背拘急。

（2）风热外感，温病初起：葛根味辛性凉，功可解表。

（3）斑疹不透：葛根有发散表邪、解肌退热、透发麻疹之功。

（4）热病口渴，阴虚消渴：葛根甘凉，于清热之中又能鼓舞胃气上升，而有生津止渴之功。

（5）热呕、热痢：葛根既能清透邪热，又能升发清阳，鼓舞脾胃清阳之气上升，故可止呕止痢。

（6）牙齿疼痛，大头瘟毒：葛根辛可散风热，归于胃经，为阳明经引经药，故本身虽无明显的清热解毒作用，却可用于阳明经风火上升之证。

（7）高热抽搐：葛根透热解肌作用良好，故可用于高热引起的肌肉抽搐。

（8）大便不通：葛根归脾、胃二经，有鼓舞脾胃清阳之气上升的作用，清阳升有助于浊阴降，故可用于大便不通。

（9）酒疸、酒痔：葛根归脾、胃二经，功可升举清阳之气，故可助脾运湿，治疗饮酒过度、湿热内蕴而致的酒疸，见身目发黄、心中懊恼、小便色黄者。

（10）脾虚泄泻：葛根轻扬升发，入脾、胃二经，功可升发清阳、鼓舞脾胃之气，脾得运则泄可止。

【用法用量】水煎服，10~15g。退热生津宜生用，升阳止泻宜煨用。

【现代应用】治疗坐骨神经痛、颈椎病、缺血性脑梗死、头痛、颈斜、跌打损伤、伤寒及副伤寒、慢性非特异性溃疡性结肠炎、小儿湿热型泄泻、婴幼儿中毒性消化不良、痔疮、慢性支气管炎、口疮、突发性耳聋、高血压、冠心病、心律失常、足癣、眼科疾病等。

【使用注意】《景岳全书·本草正》云"其性凉，易于动呕，胃寒者所当慎用"，《本草从新》云"夏日表虚汗多尤忌"。葛根、葛花出于同一种植物，为不同的入药部位。葛根味辛、甘，性凉，可解肌退热、透疹生津、升阳止泻，主治外感表证、恶寒发热，麻疹不透，热病消渴，湿热泻痢及脾虚泄泻等；而葛花轻清芳香，味甘，性平，善解酒毒，醒脾和胃，主要用于饮酒过度，蕴而生湿，湿阻脾胃之证。

【附方】葛根芩连汤（《伤寒论》）：葛根半斤，甘草（炙）二两，黄芩三两，黄连三两。水煎服。功效：解表清里。主治：协热下利。身热下利，胸脘烦热，口干作渴，喘而汗出，舌红苔黄，脉数或促。

18. 柴胡

【原文】疗肌解表，干葛先而柴胡次之。

【性味】苦，微寒。

【归经】归肝、胆经。

【功效】疏散退热，疏肝解郁，升阳举陷。

【主治】

（1）感冒发热：柴胡芳香疏泄，味苦，性微寒，具有良好的疏散、解表退热作用，为临床所常用，如柴胡注射液、正柴胡饮冲剂等，可用于风寒、风热感冒及虚人外感等的发热证。

（2）少阳证，寒热往来：柴胡芳香疏泄，味苦，性微寒，归肝、胆经，善于疏散少阳半表半里之邪，为治疗邪在少阳，寒热往来，胸胁苦满，口苦咽干等少阳证之要药。

（3）妊娠伤寒，产后伤风，寒热如疟。

（4）诸疟寒热：柴胡尚可退热截疟，为治疗疟疾寒热的常用之品。

（5）肝郁气滞，胸胁胀痛，头痛目眩，月经不调等：柴胡能条达肝气，疏肝解郁，调经止痛，故可用于治疗血虚肝旺，头痛目眩，月经不调，经行腹痛等症。

（6）肝胆火旺，胸胁胀满，烦躁易怒，肝胃不和等：柴胡疏泄作用良好，常用于肝胆郁滞之证。

（7）肝胆湿热之酒疸、结石等症。

（8）阴虚发热，骨蒸劳热：柴胡味苦，性微寒，能疏散退热，不仅可用于外感发热肝经郁热，鳖血炒后还可清退虚热，故可用于阴虚发热、骨蒸劳热证。

（9）痰热、热毒郁结：治疗本类病症，主要取柴胡疏散透泄之功效。

（10）肝经循行部位的痈疮、瘿瘤、瘰疬痰核、湿痒等病症：柴胡归于足厥阴肝经，为常用的肝胆二经引经药；同时又能疏肝解郁，条达肝气，促邪外出，故能用于治疗多种病邪阻滞于肝经所导致的病症。

（11）气虚下陷，久泻脱肛：柴胡长于升举脾胃清阳之气。

【用法用量】水煎服，3～10g。醋炒可减低其散性，酒炒可增其升提之力，鳖血炒可退虚热。

【现代应用】治疗多种发热性疾病，感冒，咳嗽，病毒性肝炎、肝脓肿、肝癌、胆石症、急性胆道感染等多种肝胆疾病，转氨酶升高，高脂血症，梅核气，多形红斑，单纯疱疹性角膜炎，分泌性中耳炎，变应性鼻炎，扁平疣，寻常疣，链霉素的副作用，流行性腮腺炎，小儿原发性肾病综合征、成人慢性肾炎、糖尿病肾病等肾脏疾病，口腔颌面部急性炎症，睾丸炎、睾丸鞘膜积液、附睾淤积症，乳腺炎，不孕症，痛经，乳糜尿，萎缩性胃炎伴肠上皮化生、呃逆证、小儿厌食证、便秘等胃肠道疾病，精神病，失眠，昏睡，带状疱疹，雷诺病，梅尼埃病，视神经萎缩，青光眼，颅骨骨折感染发热，耳聋等。

【使用注意】柴胡药性升发，凡气逆不降、阴虚火旺、肝阳上升者，均当慎用。

【附方】小柴胡汤（《伤寒论》）：柴胡半斤，黄芩三两，人参三两，甘草（炙）三两，半夏（洗）半升，生姜（切）三两，大枣（擘）十二枚。水煎服。功效：和解少阳。主治：①伤寒少阳证。往来寒热，胸胁苦满，默默不欲饮食，心烦喜呕，口

药性赋百日通

苦，咽干，目眩，舌苔薄白，脉弦。②热入血室证，妇人中风，经水适断，寒热发作有时。③疟疾、黄疸及内伤杂病而见少阳证者。

19. 百部

【原文】百部治肺热，咳嗽可止。

【性味】甘、苦，微温。

【归经】归肺经。

【功效】润肺止咳，灭虱杀虫。

【主治】

（1）新久咳嗽，劳嗽顿咳：百部甘润苦降，微温不燥，入肺经而能润肺降气止咳，无论外感咳嗽、内伤咳嗽、暴咳、久嗽，皆可用之。

（2）头虱体虱，蛲虫阴痒：百部味苦，能燥湿杀虫、灭虱止痒。

【用法用量】水煎服，5~15g；外用适量。阴虚劳嗽宜蜜炙用，其余生用。

【现代应用】治疗百日咳、慢性支气管炎、结核性胸膜炎、肺结核、蛲虫病、滴虫性或霉菌性阴痒、手足癣、阴囊湿疹、酒渣鼻等。

【使用注意】百部易伤胃滑肠，故脾虚便溏者忌用。

【附方】止嗽散（《医学心悟》）：桔梗（炒）、荆芥、紫菀（蒸）、百部（蒸）、白前（蒸）各二斤，甘草（炒）十二两，陈皮（水洗，去白）一斤。为末，每服约三钱，温开水或姜汤送下；亦可作汤剂。功效：宣利肺气，疏风止咳。主治：风邪犯肺。咳嗽咽痒，咯痰不爽，或微有恶风发热，舌苔薄白，脉浮缓。

20. 栀子

【原文】栀子凉心肾，鼻衄[1]最宜。

【注释】

[1]鼻衄：鼻出血。

【性味】苦，寒。

【归经】归心、肺、三焦经。

【功效】泻火除烦，清热利湿，凉血解毒。

【主治】

（1）热病烦闷：栀子苦寒清降，能清泻三焦火邪，有清心除烦之效，可用于温热病邪热客心、心烦郁闷、躁扰不宁等症。

（2）肺热咳嗽，胃火呕吐，肝火目赤：栀子苦寒清降，可清泻肺、胃、肝经邪热，故可用于肺热咳嗽、胃火呕吐、肝火目赤诸症。

（3）黄疸，热淋：栀子既能清肝胆湿热而退黄疸，又能利膀胱湿热而通小便。

（4）血热吐衄：栀子有清热凉血止血之效。

（5）热毒疮疡：栀子不仅能凉血解毒，而且具消肿止痛之效。

【用法用量】水煎服，3~10g。生用，走气分而泻火；炒黑，入血分而止血。

【现代应用】治疗急性黄疸性肝炎、出血、闭合性软组织损伤、冠心病、痛症、耳廓假性囊肿、小儿发热等。

【使用注意】栀子苦寒伤胃，脾虚便溏者不宜用。栀子药用果实，若单用果皮，名栀子皮，偏于达表而祛肌肤之热；若用种子，名栀子仁，偏于走里而清内热。

【附方】栀子金花汤（《医宗金鉴》，即黄连解毒汤加大黄）：黄连三两，黄芩、黄柏各二两，栀子（擘）十四枚，大黄三两。水煎服。功效：泻火解毒。主治：三焦火毒证兼大便秘结，亦治阳证之疮、痈、疔、疖。

21. 玄参

【原文】玄参治结热毒痈，清利咽膈。

【性味】甘、苦、咸，寒。

【归经】归肺、胃、肾经。

【功效】清热凉血，滋阴解毒。

【主治】

（1）温邪入营，内陷心包，温毒发斑：玄参咸寒，入血分，功能清热凉血。

（2）热病伤阴，烦渴便燥，骨蒸劳嗽：玄参甘寒质润，又能养阴清热、生津润燥。

（3）咽痛目赤，瘰疬痰核，痈肿疮毒：玄参苦寒，有清热降火、解毒利咽、软坚散结之功。

【用法用量】水煎服，10～15g。

【现代应用】治疗感染性疾病、小儿高热、慢性咽炎、慢性前列腺炎、习惯性便秘、淋巴结肿大、乳腺增生症等。

【使用注意】玄参性寒而滞，脾胃虚寒、食少便溏者不宜服用。反藜芦。

【附方】四妙勇安汤（《验方新编》）：金银花、元参各三两，当归二两，甘草一两。水煎服，一连十剂，药味不可少，减则不效，并忌抓擦为要。功效：清热解毒，活血止痛。主治：热毒炽盛之脱疽。患肢暗红、微肿、灼热，溃烂腐臭，疼痛剧烈，或见发热口渴，舌红脉数。

22. 升麻

【原文】升麻清风热肿毒，发散疮痍[1]。

【注释】

[1] 疮痍：也作"创夷"，创伤，此指疮疡。

【性味】辛、微甘，微寒。

【归经】归肺、脾、胃、大肠经。

【功效】发表透疹，清热解毒，升举阳气。

【主治】

（1）风热头痛，挟湿外感，麻疹不透：升麻辛能升散，有发表透疹之功。

（2）齿痛齿衄，鼻渊鼻衄，口疮咽痛，颜面丹毒，双目赤肿：升麻微甘、微寒，可泄热解毒，又具升散之力，故善清头面火毒。升麻归胃、大肠经，尤善清阳明热毒，故常用于治疗胃火上攻、牙龈肿痛、齿衄出血、口舌生疮等症。

（3）语声不出、肝郁气滞、骨蒸潮热、吐血等内科杂病：升麻辛散升浮，攻可透发散热。

（4）气虚下陷，久泻脱肛：升麻入脾、胃经，善引清阳之气上升，故为升阳举陷之要药。

（5）肾虚下陷，遗精漏精。

（6）湿热内蕴，肢重体倦，腹痛下利：湿邪所生，缘脾不升、胃不降；湿邪已生，亦影响脾之清气运行，故湿邪为患，应佐以升阳之法。升麻善引清阳之气上升，为升清之要药。

（7）妇人转胞，小便不通。

（8）老年中风。

（9）气血不足，疮毒塌陷：升麻升阳益气而益血，为补益气血的枢机之品。

（10）黄水疮、雀斑、粉刺等。

【用法用量】水煎服，3~10g。发表透疹解毒宜生用，升阳举陷固脱宜制用。

【现代应用】治疗胃下垂、脱肛、子宫脱垂、崩漏、小儿肠梗阻、产后尿潴留、过敏性紫癜并发肾炎、急性鼻窦炎、口腔疾病等。

【使用注意】升麻辛散力强，一般风热感冒、麻疹已透，以及阴虚火旺、肝阳上亢者均当忌用。

【附方】升麻葛根汤（《太平惠民和剂局方》）：升麻、芍药、甘草（炙）各十两，葛根十五两。为粗末，每服三钱；作汤剂，水煎服。功效：解肌透疹。主治：麻疹初起，疹发不出。身热头痛，咳嗽，目赤流泪，口渴，舌红，苔薄而干脉浮数。

23. 腻粉（轻粉）

【原文】尝闻腻粉[1]抑肺而敛肛门。

【注释】

[1] 腻粉：即轻粉，成分为氯化亚汞（Hg_2Cl_2）。

【性味】辛，寒。有人毒。

【归经】归大肠、小肠经。

【功效】外用：攻毒，杀虫；内服：利水通便。

【主治】

（1）疮疡溃烂：轻粉辛寒有毒，其性燥烈，外用有较强的攻毒杀虫、生肌敛疮作用。

（2）梅毒下疳：轻粉具攻毒杀虫之效，为传统治疗梅毒恶疮的有效药物。

（3）疥癣瘙痒：轻粉能攻毒杀虫，又能收湿止痒。

（4）痤疮、酒渣鼻：轻粉有杀虫止痒之功，亦可用于治疗痤疮、酒渣鼻等，古方多以之配成面药用。

（5）水肿实证，二便不利：轻粉内服能通利二便，逐水退肿。

【用法用量】外用适量，研末调涂或干掺，或制膏外贴。内服多入丸散，或装入胶囊服，每次0.1～0.2g，每日服用不得超过2次。与水共煮会分解生成氯化汞及金属汞，后二者均有剧毒，故忌入汤剂。

【现代应用】治疗狐臭、肝硬化腹水、无名肿痛、疖肿、汗斑、幼儿湿疹、痔疮等。

【使用注意】轻粉毒性甚烈，以外用为主，但亦不可过量和持续使用；对药物易于过敏者，应避免使用。内服宜慎用，以防中毒，因其对黏膜有一定刺激，故服后要及时漱口，以免口腔糜烂及牙齿受损。孕妇忌服。

【附方】轻粉散《小儿痘疹方论》：真轻粉、黄丹各等分。上药为细末，左眼有翳，吹入右耳；右眼有翳，吹入左耳。更以绿豆皮、谷精草、白菊花各一两，为末，每服三钱；干柿一枚，米泔一盏，煎干，将柿去核食之，每日三枚，不拘时候。功效：

杀虫，攻毒，敛疮。主治：小儿出痘，眼内生翳。

24. 金箔

【原文】金箔[1]镇心而安魂魄[2]。

【注释】

[1]金箔：为用黄金锤成的纸状薄片。

[2]魂魄：指人的精神灵气。古代认为魂是阳气，构成人的思维才智。魄是粗粝重浊的阴气，构成人的感觉形体。魂魄（阴阳）协调则人体健康。

【性味】辛、苦，平。有毒。

【归经】归心、肝经。

【功效】镇心，安神，解毒，平肝。

【主治】惊痫，癫狂，心悸，疮毒。

【用法用量】内服：入丸散。一般多作丸药挂衣。外用：研末撒。

【使用注意】阳虚气陷、下利清冷者忌服。

【附方】安宫牛黄丸（《温病条辨》）：牛黄一两，郁金一两，犀角（水牛角代）一两，黄连一两，朱砂一两，梅片二钱五分，麝香二钱五分，真珠五钱，山栀一两，雄黄一两，黄芩一两。为极细末，炼老蜜为丸，每丸一钱，金箔为衣，蜡护。脉虚者人参汤下，脉实者银花、薄荷汤下，每服一丸。大人病重体实者，日再服，甚至日三服；小儿服半丸，不知，再服半丸。功效：清热解毒，开窍醒神。主治：邪热内陷心包证。高热烦躁，神昏谵语，舌謇肢厥，舌红或绛，脉数有力。亦治中风昏迷，小儿惊厥属邪热内闭者。

25. 茵陈

【原文】茵陈主黄疸[1]而利水。

【注释】

[1]黄疸：是以目黄、身黄、小便黄为主要临床表现，以目睛黄染为特征的疾病。

【性味】苦、辛，微寒。

【归经】归脾、胃、肝、胆经。

【功效】清湿热，退黄疸。

【主治】

（1）湿热黄疸：茵陈善渗泄而利小便，故可去湿热、利黄疸，为治黄疸之要药，单用有效。

（2）湿疮痒疹：茵陈苦、微寒，入肝经血分，有解毒疗疮之效，常用于治疗湿热内蕴所致的风疹瘙痒、湿疹疥疮等。

【用法用量】水煎服，10～30g。外用适量。

【现代应用】治疗肝炎、胆道感染、胆石症、胆道蛔虫病、高脂血症、冠心病等。

【使用注意】蓄血发黄及血虚萎黄者慎用。

【附方】茵陈蒿汤（《伤寒论》）：茵陈六两，栀子十四枚，大黄（去皮）二两。水煎服。功效：清热，利湿，退黄。主治：湿热黄疸。一身面目俱黄，黄色鲜明，发热，无汗或但头汗出，口渴欲饮，恶心呕吐，腹微满，小便短赤，大便不爽或秘结，舌红苔黄腻，脉沉数或滑数有力。

药性赋百日通

【原文】瞿麦治热淋[1]之有血。

【注释】

[1] 热淋：病名，是以起病急、尿频尿急、尿道灼热涩痛、尿黄为主要表现的淋证。

【性味】苦，寒。

【归经】归心、小肠经。

【功效】清热利水，破血通经。

【主治】

（1）小便不利，淋沥涩痛：瞿麦苦寒泄降，能清利膀胱湿热，有利尿通淋之功。

（2）血瘀经闭，月经不调：瞿麦苦泄下行，有活血通经之效，对血热兼瘀阻之闭经或月经不调尤宜。

【用法用量】水煎服，10~15g。

【现代应用】治疗内耳眩晕症、食管癌、直肠癌等。

【使用注意】脾气虚弱者及孕妇慎用。

【附方】八正散（《太平惠民和剂局方》）：车前子、瞿麦、萹蓄、滑石、山栀子仁、甘草（炙）、木通、大黄（面裹煨，去面，切，焙）各一斤。为散，每服二钱，灯心煎汤送服。功效：清热泻火，利水通淋。主治：湿热淋证。尿频尿急，溺时涩痛，淋沥不畅，尿色浑赤，甚则癃闭不通，小腹急满，口燥咽干，舌苔黄腻，脉滑数。

【原文】朴硝[1]通大肠，破血而止痰癖[2]。

【注释】

[1] 朴硝：即粗制芒硝。

[2] 痰癖：病名。即痰邪癖聚于胸胁之间所致病症。《诸病源候论·癖病诸候》："痰癖者，由饮水未散，在于胸府之间，因遇寒热之气相搏，沉滞而成痰也。痰又停聚，流移于胁肋之间，有时而痛，即谓之痰癖。"

【性味】咸、苦，寒。

【归经】归胃、大肠经。

【功效】泻下，软坚，清热。

【主治】

（1）实热积滞，大便燥结：芒硝咸、苦，寒，其性降泄，可泻热通便、润燥软坚。

（2）咽痛，目赤，口疮，痈疮肿痛：芒硝外用有清热消肿作用。

【用法用量】10～15g，冲入药汁内或用开水溶解后服。外用适量。

【现代应用】治疗急性乳腺炎、阴茎水肿、睾丸炎、角膜翳、肠梗阻、一般外科感染、痔疮、大骨节病、中毒性肠麻痹等。

【使用注意】孕妇及哺乳期妇女慎用。不宜与硫黄、三棱同用。

【附方】大陷胸汤（《伤寒论》）：大黄（去皮）六两，芒硝一升，甘遂一钱匕。水煎服。功效：泻热逐水。主治：水热互结之结胸证。心下疼痛，拒按，按之硬，或从心下至少腹硬满疼痛，手不可近，伴见短气躁烦，大便秘结，舌上燥而渴，日晡小有潮热，舌红苔黄腻或兼水滑，脉沉紧或沉迟有力。

28. 石膏

【原文】石膏治头痛，解肌而消烦渴。

【性味】辛、甘，大寒。

【归经】归肺、胃经。

【功效】清热泻火，除烦止渴；煅用收湿生肌，敛疮止血。

【主治】

（1）气分热盛，壮热烦渴：石膏辛甘性寒，生用善于清泻肺、胃二经气分实热，而有除烦止渴之功，同时又具解肌透热之效。

（2）肺热喘咳：石膏具有清泄肺经气分邪热的作用。

（3）胃火牙痛、头痛、消渴：石膏功能清泻胃火，可用于胃火上炎所致的头痛、牙痛及消渴病。

（4）风湿热痹：明代缪希雍在《本草经疏》中指出"石膏，辛能解肌"，有辛散透达经络郁热之效。

（5）疮疡不敛，外伤出血：石膏煅用有清热收湿、敛疮生肌、收敛止血之效。

【用法用量】清热泻火宜生用，敛疮止血宜煅用。内服用生石膏，15～60g，先煎；外敷用煅石膏，研末掺撒患处。

【现代应用】治疗发热、感冒、牙痛、口疮、酒渣鼻、急性肠炎、阑尾炎、慢性溃疡性结肠炎、小儿肺门淋巴结结核、肺炎、三叉神经痛、糖尿病、急性外科炎症、血栓闭塞性脉管炎、烧伤、烫伤、急性扭挫伤、大骨节病等。

【使用注意】脾胃虚寒及阴虚内热者忌用。

【附方】白虎汤（《伤寒论》）：石膏（碎）一斤，知母六两，甘草（炙）二两，粳米六合。水煎服。功效：清热生津。主治：阳明气分热盛。壮热面赤，烦渴引饮，汗出恶热，脉洪大有力。

29. 前胡

【原文】前胡[1]除内外之痰实[2]。

【注释】

[1] 前胡：为伞形科植物白花前胡的干燥根。尚有一种紫花前胡，为伞形科植物紫花前胡的干燥根。

[2] 痰实：痰实壅闷，病症名。出自《太平圣惠方》，指小儿痰实停于胸膈，胸闷气逆，时复呕吐，不欲饮食。

【性味】苦、辛，微寒。

【归经】归肺经。

【功效】降气化痰，宣散风热。

【主治】

（1）肺热咳嗽，痰黄黏稠，胸闷喘满：前胡苦寒清泄，功能清肺降逆化痰。

（2）风热郁肺，咳嗽痰多：前胡辛散苦降，微寒，既能宣散风热，又可祛痰止咳。

【用法用量】水煎服，5～10g。

【现代应用】治疗细菌性痢疾、支气管哮喘、小儿咳喘等。

【使用注意】前胡因系苦泄宣散之品，故阴虚咳喘不宜用。

【附方】败毒散（《太平惠民和剂局方》）：柴胡（去苗）、前胡（去苗，洗）、川芎、枳壳（去瓤，麸炒）、羌活（去苗）、独活（去苗）、茯苓（去皮）、桔梗、人参（去芦）各一两，甘草半两。为粗末，每服二钱，加生姜、薄荷各少许，水煎，不拘时服，寒多则热服，热多则温服。现多作汤剂。功效：散寒祛湿，益气解表。主治：气虚，外感风寒湿表证。憎寒壮热，头项强痛，肢体酸痛，无汗，鼻塞声重，咳嗽有痰，胸膈痞满，舌淡苔白，脉浮而按之无力。

30. 滑石

【原文】滑石利六腑[1]之涩结。

【注释】

[1] 六腑：胆、胃、大肠、小肠、三焦、膀胱六个脏器的合称，具有受纳、传化、排泄功能，生理特点是传化物而不藏，实而不能满。

【性味】甘、淡，寒。

【归经】归膀胱、肺、胃经。

【功效】利尿通淋，清热解暑，祛湿敛疮。

【主治】

（1）热结膀胱，淋证涩痛：滑石性寒而滑，寒能清热，滑可利窍，主归膀胱经，善于清泻膀胱之热结而通利水道，宜用于膀胱湿热之小便短赤涩痛。

（2）暑热烦渴，湿温初起：滑石甘淡利湿，寒能清热，有清热解暑去湿之功，为治暑湿、湿温之常用药。

（3）湿疹湿疮：滑石甘淡，能利湿清热解毒，外用于治疗疮疹等皮肤病效果较好。

【用法用量】水煎服，10～15g，布包入煎，外用适量。

【现代应用】滑石粉外用时撒于发炎或破损组织的表面，有保护皮肤和黏膜的作用；内服时除保护发炎的胃肠黏膜，发挥镇吐、止泻的作用外，还能阻止毒物在胃肠道中的吸收。

【使用注意】脾虚、热病伤津者忌用。

【附方】六一散（《黄帝素问宣明论方》）：滑石六两，甘草一两。为细末，每服三钱，包煎或温开水调下，每日三服。功效：清暑利湿。主治：暑湿证。身热烦渴，小便不利，或泄泻。

31. 天门冬（天冬）

【原文】天门冬[1]止嗽，补血涸[2]而润肝心。

【注释】

[1] 天门冬：即天冬，为百合科植物天冬的干燥块根。

[2] 涸：干、竭、尽。血涸，血虚。

【性味】甘、苦，寒。

【归经】归肺、肾经。

【功效】滋阴润燥，清肺降火。

【主治】

（1）燥咳痰黏，劳嗽咳血：天冬甘苦寒凉，入肺、肾二经，苦泄降火，寒能清热，善滋肺肾之阴而化痰热，故可用于阴伤肺燥、痰稠难咯、咳痰带血、劳嗽咳血、久咳肺痿等。

（2）内热消渴，遗精盗汗：天冬甘寒，可滋阴降火，生津润燥止渴。

（3）心神不安，健忘少寐。

（4）阴虚火旺之口舌生疮、齿龈肿痛及血证。

（5）目疾、虚劳。

（6）阴伤便秘、妇人不孕。

【用法用量】水煎服，10～20g。

【现代应用】治疗小儿急慢性呼吸道感染、百日咳、扁桃体炎、咽喉肿痛、子宫出血、扁平苔藓、小儿麻痹、乳腺小叶增生、淋巴瘤、带状疱疹等。

【使用注意】脾虚便溏、虚寒泄泻者忌用。

【附方】天王补心丹（《校注妇人良方》）：人参（去芦）、茯苓、五味子、玄参、丹参、桔梗、远志各五钱，当归（酒浸）、麦门冬（去心）、天门冬、柏子仁、酸枣仁（炒）各二两，生地黄四两。为细末，炼蜜为小丸，用朱砂水飞三五钱为衣，每服二三十丸，温开水送下，或竹叶煎汤送服；亦可改为汤剂。功效：滋阴清热，养血安神。主治：阴虚血少，神志不安。心悸怔忡，虚烦失眠，神疲健忘，或梦遗，手足心热，口舌生疮，大便干结，舌红少苔，脉细数。

32. 麦门冬（麦冬）

【原文】麦门冬[1]清心，解烦渴而除肺热。

【注释】

[1]麦门冬：即麦冬，为百合科植物麦冬的干燥块根。

【性味】甘、微苦，微寒。

【归经】归肺、胃、心经。

【功效】养阴润肺，益胃生津，清心除烦。

【主治】

（1）燥咳痰黏，劳嗽咯血：麦冬甘寒质润，入肺经，善清热养阴，润肺止咳。

（2）肺痈，肺痿，鼻渊，鼻衄。

（3）音哑，咽痛，白喉：麦冬甘寒质润，能滋肺润喉、清热开音，故可用于肺阴不足、肺焦叶凋、肺金不鸣、肺失宣肃之音哑、咽痛、白喉等。

（4）津伤呕逆烦渴，内热消渴，肠燥便秘：麦冬甘寒质润，入胃经，可益胃生津止渴，润肠通便。

（5）心烦失眠，惊悸健忘，白浊遗精：麦冬甘寒，入心经，可清心除烦、安神定悸。

（6）小便不利、频数涩痛及小便频多：麦冬甘、微苦，微寒，归心经，具有养阴清心之功，故既可用于心移热于小肠之小便不利，又可用于阴伤消渴之饮一溲一，饮水不止，小便频多。

（7）多汗，脉痿，阳强。

（8）肺风疮，盐卤中毒。

【用法用量】水煎服，10～20g；或入丸散、饮。

【现代应用】治疗肝炎、肺结核、肺炎、燥咳、咽炎、慢性喉炎、乳头皲裂、低血压、镜面舌、充血性心力衰竭、慢性肺心病、急性缺血性中风、口干、冠心病、病毒性心肌炎、早搏、心脏病急症、病态窦房结综合征、慢性萎缩性胃炎、非溃疡性消化不良、小儿溃疡性口炎、口腔黏膜扁平苔藓、呃逆、重症妊娠恶阻、消渴病、小儿高热等。

【使用注意】凡脾虚便溏、肺胃有痰饮湿浊及初感风寒咳嗽者忌服。天冬与麦冬，既能滋肺阴、润肺燥、清肺热，又可养胃阴、清胃热、生津止渴，对于热病伤津之肠燥便秘，还可增液润肠以通便。二药性能功用相似，多相须为用。然天冬苦寒之性较甚，清火与润燥之力强于麦冬，且入肾滋阴，还宜用于肾阴不足、虚火亢旺之证。麦冬微寒，清火与滋润之力虽稍弱，但滋腻性亦较小，且能清心除烦、宁心安神，又宜用于心阴不足及心热亢旺之证。

【附方】麦门冬汤（《金匮要略》）：麦门冬七升，半夏一升，人参三两，甘草二两，粳米三合，大枣四枚。水煎服。功效：清养肺胃，降逆下气。主治：①虚热肺痿。咳嗽气喘，咽喉不利，咯痰不爽，或咳唾涎沫，口干咽燥，手足心热，舌红少苔，脉虚数。②胃阴不足证。呕吐，纳少，呃逆，口渴咽干，舌红少苔，脉虚数。

33. 竹茹

【原文】治虚烦、除哕呕[1]，须用竹茹。

【注释】

[1] 哕呕：呕吐。

【性味】甘，微寒。

【归经】归肺、胃经。

【功效】清热化痰，除烦止呕。

【主治】

（1）痰热咳嗽，心烦不眠：竹茹甘寒，善清痰热。痰热除，肺气清肃则咳止；痰火清，心神得安则烦除寐安。

（2）胃热呕吐，妊娠恶阻：竹茹性寒入胃，又清胃热而降逆止呕。

（3）中风痰迷，暑热烦渴：竹茹性寒而泄，甘润而降，既能涤痰热而通经络，又能清暑热而除烦渴。

【用法用量】水煎服，5~10g。生用清化痰热，姜汁炙用降逆止呕。

【现代应用】治疗神经官能症、胃脘痛、眩晕症等。

【使用注意】寒痰咳嗽、胃寒呕吐者勿用。

【附方】橘皮竹茹汤（《金匮要略》）：橘皮二斤，竹茹二升，大枣三十枚，生姜半斤，甘草五两，人参一两。水煎服。功效：降逆止呃，益气清热。主治：胃虚有热之呃逆。呃逆或干呕，虚烦少气，口干，舌红嫩，脉虚数。

34. 大黄

【原文】通秘结、导瘀血，必资大黄。

【性味】苦，寒。

【归经】归脾、胃、大肠、肝、心经。

【功效】泻下攻积，清热泻火，解毒，止血，活血祛瘀。

【主治】

（1）大便秘结：《本草经疏》云"大黄气味大苦大寒，性禀直遂，长于下通"。大黄有较强的泻下通便作用，常用于大便秘结者，由于本品性寒，尤适用于热结便秘之证，单用有效。

（2）胃肠积滞，湿热泻痢：《神农本草经》谓本品能"荡涤肠胃，推陈致新"，《本草纲目》谓其"主治下利赤白，里急后重"。

（3）血热出血证：大黄苦寒降泄，能泻火止血，同时，制大黄又具化瘀收敛止血之功。

（4）目赤，咽喉肿痛，牙龈肿痛：大黄苦降，能使上炎之火下泄。

（5）痈肿疔疮，水火烫伤：大黄内服能清热泻火解毒，并能借泻下通便作用，使热毒下泄清解。

（6）瘀血诸证：《神农本草经》指大黄能"下瘀血，血闭寒热，破癥瘕积聚"，又可"推陈致新"。《日华子本草》谓大黄能"通宣一切气，调血脉"。大黄性通泄，入血分，可调血脉，具有较好的活血祛瘀作用，其酒制者效尤佳，为治疗瘀血证的常用药物。

（7）湿热黄疸，淋证：大黄苦寒降泄，其泻热通便作用可导湿热外出。

【用法用量】水煎服，5～10g。外用适量，研末调敷。生大黄泻下力较强，故攻下者宜；入汤剂应后下，或用温开水泡服，久煎则泻下力减弱。酒制大黄泻下力较弱，活血作用较好，宜用于瘀血证。大黄炭则多用于出血证。

【现代应用】治疗肠梗阻、胆囊炎、胆绞痛、急性胰腺炎、阑尾脓肿等急腹症，以及上消化道出血、胃炎、消化性溃疡、急性细菌性痢疾、肠炎、中毒性肠麻痹、肠道应激综合征、肠伤寒、外科手术后腹胀、急性肝炎、肾功能衰竭、尿毒症、高脂血症、肥胖症、各种出血、扁桃体炎、腮腺炎、乳腺炎、闭经、排卵功能失调、外阴溃疡、宫颈糜烂、烧伤、冻伤、带状疱疹、糖尿病肾病、新生儿脐炎、淤胆型婴儿肝炎综合征等。

【使用注意】大黄苦寒，易伤胃气，脾胃虚弱者慎用；其性沉降，且善活血祛瘀，故孕妇、月经期和哺乳期妇女忌用。

【附方】大承气汤（《伤寒论》）：大黄（酒洗）四两，厚朴（去皮，炙）半斤，枳实（炙）五枚，芒硝三合。水煎服。功效：峻下热结。主治：①阳明腑实证。大便不通，频转矢气，脘腹痞满，腹痛拒按，按之则硬，甚或潮热谵语，手足濈然汗出，舌苔黄燥起刺，或焦黑燥裂，脉沉实。②热结旁流。下利清水，色纯青，其气臭秽，脐腹疼痛，按之坚硬有块，口舌干燥，脉滑实。③里热证之热厥、痉病或发狂。

35. 宣黄连（黄连）

【原文】宣黄连[1]治冷热之痢[2]，又厚肠胃[3]而止泻。

【注释】

[1]宣黄连：即黄连，为毛茛科植物黄连、三角叶黄连或云连的干燥根茎。四川宣汉所产的黄连称宣黄连，其主产于渡口、龙泉、自由、鸡唱等山区。因形如鸡爪，又名鸡爪黄连。

[2]冷热之痢：寒性及热性泻痢。虽然黄连味苦性寒，为治湿热泻痢之要药，但其配伍后亦可治疗寒性泻痢。

[3]厚肠胃：指通过燥湿来增强肠胃功能。黄连苦寒，可燥湿，厚肠胃止泻。

【性味】苦，寒。

【归经】归心、肝、胃、大肠经。

【功效】清热燥湿，泻火解毒。

【主治】

（1）湿热痞满，呕吐吞酸：黄连大苦大寒，清热燥湿之力胜于黄芩，尤长于清中焦湿热郁结。

（2）湿热泻痢：黄连苦寒，善除脾胃大肠湿热，为治痢要药。

（3）热盛烦躁，暑湿身热：黄连苦寒，善泻实火，并能解暑湿。

（4）心火亢盛，心烦不寐：黄连苦以降火，寒以胜热，尤善泻心经实火。

（5）胃火牙痛，痈肿疔毒：黄连苦寒清降，既善于清胃火，又长于解热毒。

【用法用量】水煎服，2～10g；研末吞服，1～1.5g。外用适量。

【现代应用】治疗细菌性痢疾、急性胃肠炎、慢性腹泻、非特异性溃疡性直肠炎、轮状病毒性肠炎、萎缩性胃炎、慢性胆囊炎、肺结核、肺脓肿、结核性胸膜炎、呼吸道感染、白喉、百日咳、心律失常、高血压、糖尿病、宫颈糜烂、萎缩性鼻炎、沙眼、化脓性中耳炎、烧伤等。

【使用注意】黄连大苦大寒，过服久服易伤脾胃，脾胃虚寒者忌用；又苦燥伤津，阴虚津伤者亦应慎用。

【附方】黄连解毒汤（方出《肘后备急方》，名见《外台秘要》引崔氏方）：黄连三两，黄芩、黄柏各二两，栀子（擘）十四枚。水煎服。功效：泻火解毒。主治：三焦火毒证。大热烦躁，口燥咽干，错语不眠，或热病吐血、衄血，或热甚发斑，或身热下利，或湿热黄疸，或外科痈疡疔毒，小便黄赤，舌红苔黄，脉数有力。

36. 淫羊藿

【原文】淫羊藿[1]疗风寒之痹，且补阴虚而助阳。

【注释】

［1］淫羊藿：又名刚前（《神农本草经》）、仙灵脾、三枝九叶草等，为小檗科植物淫羊藿、箭叶淫羊藿、柔毛淫羊藿或朝鲜淫羊藿的干燥叶。尚有一种巫山淫羊藿，为小檗科植物巫山淫羊藿的干燥叶。

【性味】辛、甘，温。

【归经】归肝、肾经。

【功效】温肾壮阳，强筋骨，祛风湿。

【主治】

（1）肾阳不足，阳痿宫冷：淫羊藿甘温补阳，为温肾强阳起痿良药。用于治疗肾阳不足，命门火衰，阳痿不举，单用泡酒即效。

（2）肝肾不足，腰膝痿软：淫羊藿味甘气香而温，能益精气、强筋骨，用于治疗肝肾不足、腰膝痿软等症，可单用淫羊藿泡酒服用。

（3）风湿痹痛，肢体麻木：淫羊藿甘温，气香而散，可补肝肾、强筋骨、祛风湿，用于治疗风湿痹痛、肢体拘挛麻木，有标本并治之功。可单用泡酒。

（4）肝肾亏虚，头晕目眩：淫羊藿甘温之性善补益精气，填补肾之真阳，用于治疗妇女天癸已绝、阴阳两虚所致之月经不调、头晕目眩等症。

【用法用量】水煎服，3~10g，或浸酒、熬膏及入丸散。

【现代应用】治疗早衰、阳痿、慢性肾炎、外阴白斑、病毒性心肌炎、神经衰弱、慢性气管炎、白细胞减少症、脊髓灰质炎等。

【使用注意】淫羊藿燥烈，能伤阴助火，故阴虚火旺者不

药性赋 百日通

宜用。

【附方】仙灵脾散（《奇效良方》）：仙灵脾（即淫羊藿）、天雄（炮裂，去皮脐）、石斛（去根，挫）、天麻、牛膝（去苗）、麻黄（去根节）各一两，川芎、五加皮、萆薢、丹参、桂心、当归、防风、羌活各三分，虎胫骨（醋炙，狗骨代）、槟榔各一两。为细末，每服一钱，食前温酒调下。功效：祛风除湿，强筋健骨。主治：中风脚膝软弱，筋骨缓纵，不能直立。

37. 茅根（白茅根）

【原文】茅根[1]止血与吐衄。

【注释】

[1] 茅根：即白茅根，为禾本科植物白茅的干燥根茎。

【性味】甘，寒。

【归经】归肺、胃、膀胱经。

【功效】凉血止血，清热利尿。

【主治】

（1）血热妄行，咳血吐衄：白茅根性味甘寒，主入血分，功擅凉血止血，为治血热妄行诸血证之常用药。白茅根善清肺胃蕴热，尤适用于肺胃热盛所致的出血病症。单味应用即可取效。

（2）热淋、血淋，小便不利：白茅根既能凉血止血，又能清热利尿，故可用于治疗热淋、血淋等症。白茅根入膀胱经，能清热利水、导热下行，对膀胱湿热蕴结所致的血淋、尿血尤为适宜。

（3）胃热呕哕，肺热咳喘：白茅根味甘性寒，能清泄肺胃蕴热，故可用于肺胃有热之呕哕、咳喘等。

【用法用量】水煎服，15～30g，鲜品加倍。以鲜品为佳，可捣汁服。多生用，止血亦可炒炭用。

【现代应用】治疗肾脏疾病、肝炎、流行性出血热、湿热淋证、鼻衄等。

【使用注意】脾胃虚寒，溲多不渴者忌服。

【附方】茅根汤（《不知医必要》）：白茅根一两，侧柏（炒成炭）二钱。水煎服。功效：凉血止血。主治：鼻衄。

38. 石韦

【原文】石韦通淋与小肠。

【性味】苦，微寒。

【归经】归肺、膀胱经。

【功效】利尿通淋，凉血止血，清肺止咳。

【主治】

（1）小便短赤，淋沥涩痛：石韦性寒凉，能上清肺热，下达膀胱而利尿通淋。

（2）血热妄行，崩漏吐衄：石韦能清血热而止血，可用于血热妄行所致崩中漏下、吐血、衄血，单味煎服。

（3）肺热咳喘：石韦药性寒凉，归肺经而能清肺热、止咳平喘。

【用法用量】水煎服，6～15g，大剂量可用30～60g。

【现代应用】治疗支气管哮喘、慢性支气管炎、急慢性肾炎及肾盂肾炎等。

【使用注意】阴虚及无湿热者忌服。

【附方】石韦散《太平惠民和剂局方》：芍药、白术、滑石、葵子、瞿麦各三两，石韦（去毛）、木通各二两，王不留行、当归（去芦）、甘草（炙）各一两。为细末，每服二钱，煎小麦汤调下，食前服，日二三服。功效：益气清热，利尿通淋。主治：肾气不足，膀胱有热，水道不通，淋沥不宣，出少起数，脐腹急痛，蓄作有时，劳倦即发，或尿如豆汁，或便出砂石，并皆治之。

39. 熟地黄

【原文】熟地黄补血且疗虚损。

【性味】甘，微温。

【归经】归肝、肾经。

【功效】补血滋阴，益精填髓。

【主治】

（1）心肝血虚，眩晕心悸：熟地黄甘温滋润，养血力强，乃养血补虚之要药。

（2）月经不调，崩漏下血：熟地黄味甘微温，质滋静守而善补血养阴，女子以血为本，血虚、血瘀常致月经不调，故熟地黄亦为治月经不调之要药，对血虚无滞者尤宜。熟地黄黏润性缓纯静，炒炭后又能止血。

（3）妊产诸疾：熟地黄甘温入肝，可补血滋阴，又常用于治疗妊产诸疾，但见阴血亏虚者，均可选用。

（4）肾阴亏虚，腰膝酸软，遗精盗汗：熟地黄甘温入肾，质润滋腻，可滋补肾阴，为治肾阴亏虚之要药。

（5）精亏髓少，头晕目眩，须发早白：熟地黄味甘微温，入肝、肾二经，能补血滋阴、生精填髓，故可用于治疗肝肾不足、精血亏虚。

（6）肾虚喘咳：肾主纳气，熟地黄滋阴补肾，可用于治疗肾虚喘咳。

（7）消渴：熟地黄甘润入肾，滋阴力强，可用于治疗津亏消渴，尤宜用于下消。对于消渴轻证，单用大量水煎服即效，但一般入复方。

（8）目睛涩痛：肝开窍于目，熟地黄甘温入肝，故能滋肝阴以濡养目窍。

【用法用量】水煎服，10～30g。入丸散、膏剂适量。

【现代应用】治疗高血压、传染性肝炎、电光性眼炎、男性不育症、特发性血小板减少性紫癜等。

【使用注意】熟地黄甘润黏腻，能助湿滞气，妨碍消化，凡气滞痰多、脘腹胀痛、食少便溏者忌服。

【附方】六味地黄丸（《小儿药证直诀》，原名地黄丸）：熟地黄八钱，山萸肉、干山药各四钱，泽泻、牡丹皮、茯苓（去皮）各三钱。水煎服。功效：滋补肝肾。主治：肝肾阴虚证。腰膝酸软，头晕目眩，耳鸣耳聋，盗汗，遗精，消渴，骨蒸潮热，手足心热，口燥咽干，牙齿动摇，足跟作痛，小便淋沥，以及小儿囟门不合，舌红少苔，脉沉细数。

40. 生地黄

【原文】生地黄宣血更医眼疮。

【性味】甘、苦，寒。

【归经】归心、肝、肾经。

【功效】清热凉血，养阴生津。

【主治】

（1）热入营血，斑疹吐衄：生地黄甘寒质润，苦寒清热，入营分、血分，为清营、凉血、止血之要药。

（2）阴虚内热，潮热盗汗：生地黄甘寒质润，入肾经，能滋阴降火。

（3）津伤口渴，内热消渴：生地黄甘寒质润，具清热养阴、生津止渴之效。

【用法用量】水煎服，10~30g，鲜品加倍，或以鲜品捣汁入药。

【现代应用】治疗原发性血小板减少性紫癜、希恩综合征、红斑狼疮性肢痛、功能性子宫出血、关节炎、皮肤病、传染性肝炎、耳部疾病、便秘、糖尿病神经病变等。

【使用注意】生地黄性寒而滞，脾虚湿滞、腹满便溏、胸膈多痰者慎用。地黄分鲜、生、熟3种，均能滋阴生津，治阴血津液亏虚诸证。但鲜地黄甘苦大寒，且苦重于甘，滋阴力稍逊，而清热凉血、止渴除烦之功较为突出，且滋腻性较弱，急性热病、热入营血或血热阴亏属热邪较盛者多用鲜地黄；生地黄甘寒质润，长于滋阴养血，而清热凉血力较鲜地黄为逊，滋腻性亦较弱，宜用于血热津亏或精血阴液亏虚有热等慢性阴虚内热证；熟地黄则味甘性微温，功专养血滋阴、填精益髓，凡一切精血阴液亏虚、偏寒或热不甚者皆宜用之，且其滋腻性强，常与少量砂仁或陈皮同用，以保胃气、促进药力吸收。

【附方】增液汤（《温病条辨》）：玄参一两，麦冬（连心）八钱，细生地八钱。水八杯，煮取三杯，口干则与饮令尽。

不便，再作服。功效：增液润燥。主治：阳明温病，津亏便秘。大便秘结，口渴，舌干红，脉细数或沉而无力。

41. 赤芍药（赤芍）

【原文】赤芍药[1]破血而疗腹痛，烦热亦解。

【注释】

[1]赤芍药：即赤芍，为毛茛科植物芍药或川赤芍的干燥根。春、秋二季采挖，除去根茎、须根及泥沙，晒干。

【性味】苦，微寒。

【归经】归肝经。

【功效】清热凉血，散瘀止痛。

【主治】

（1）热入营血，斑疹吐衄：赤芍苦寒，主入肝经，善走血分，能清肝火，除血分郁热而有凉血止血、散瘀消斑之功。

（2）经闭癥瘕，跌打损伤：赤芍苦降，有活血通经、散瘀消癥、行滞止痛之效。

（3）痈肿疮毒，目赤肿痛：赤芍味苦微寒，既能凉血消痈，又能清肝散瘀、消肿止痛。

（4）肝郁胁痛，血痢腹痛：赤芍入肝经血分，既能清热凉血散瘀而止痛，又能消散肝经郁滞而止痛。

【用法用量】水煎服，6~15g。

【现代应用】治疗冠心病、急性脑血栓形成、肺心病、肝曲综合征、急性黄疸性肝炎、急性乳腺炎、小儿腹痛、色素性紫癜性苔藓样皮炎等。

【使用注意】血寒经闭者不宜用。反藜芦。

【附方】金沸草散（《博济方》）：旋覆花三两，麻黄（去节）三两，前胡三两，荆芥穗四两，甘草（炙）一两，半夏（洗净，姜汁浸）一两，赤芍药一两。为末，每服二钱，加生姜、大枣，水煎，热服，如汗出并三服。功效：发散风寒，降气化痰。主治：伤风咳嗽。恶寒发热，咳嗽痰多，鼻塞流涕，舌苔白腻，脉浮。

42.白芍药（白芍）

【原文】白芍药[1]补虚而生新血，退热尤良。

【注释】

[1]白芍药：即白芍，为毛茛科植物芍药的干燥根。夏、秋二季采挖，洗净，除去头尾和细根，置沸水中煮后除去外皮或去皮后再煮，晒干。

【性味】苦、酸、甘，微寒。

【归经】归肝、脾经。

【功效】养血调经，平肝止痛，敛阴止汗。

【主治】

（1）肝血亏虚：白芍甘酸入肝，善养血滋肝，乃补血养血良药，常用于治疗肝血亏虚、面色苍白无华或血虚萎黄、眩晕心悸、爪甲不荣等症。因其性微寒，故以血虚有热者用之尤宜。

（2）月经不调、痛经、崩漏及胎产诸疾：白芍甘酸微寒入肝，能养血柔肝，调经止痛，为调经要药。

（3）阴虚阳亢，血虚风动：白芍甘能养血和血，酸能敛阴柔肝，苦以泻肝抑阳，故常用于治疗阴虚阳亢、血虚风动诸疾。

（4）血虚肝旺，拘挛疼痛：白芍甘酸入肝，可补肝血、敛肝阴，而有补血柔肝、缓急止痛之效。

（5）自汗盗汗：白芍甘补酸收，善养血敛阴止汗，故常用于治疗自汗盗汗等症。

（6）痢疾：《本草纲目》云白芍可"止下利腹疼后重"，故白芍亦常用于治疗痢疾。

【用法用量】水煎服，10~15g，大量可用15~30g。欲其平肝、敛阴多生用，用以养血调经多炒用或酒炒用。

【现代应用】治疗肌肉性痉挛综合征、面肌抽搐、不安腿综合征、各种原因引起的牙痛，也可治疗头痛、痉挛性腹痛等疼痛，以及病毒性肝炎、习惯性便秘、哮喘、百日咳、糖尿病、胃及十二指肠溃疡等。

【使用注意】反藜芦。

【附方】芍药汤（《素问病机气宜保命集》）：芍药（白芍）一两，当归半两，黄连半两，槟榔、木香、甘草（炒）各二钱，大黄三钱，黄芩半两，官桂二钱半。水煎服。功效：清热燥湿，调气和血。主治：湿热痢疾。腹痛，便脓血，赤白相兼，里急后重，肛门灼热，小便短赤，舌苔黄腻，脉弦数。

43. 牵牛（牵牛子）

【原文】消肿满逐水于牵牛[1]。

【注释】

[1] 牵牛：指牵牛子，为旋花科植物裂叶牵牛或圆叶牵牛的干燥成熟种子，别名二丑、黑丑、白丑。黑丑为黑牵牛子，白丑为白牵牛子，二丑为黑牵牛子、白牵牛子的混合物。

【性味】苦，寒。有毒。

【归经】归肺、肾、大肠经。

【功效】泻下，逐水，去积，杀虫。

【主治】

（1）水肿，臌胀：牵牛子苦寒，其性降泄，能通利二便以排泄水湿，其泻下逐水作用虽较甘遂、大戟稍缓，但仍属有毒峻下之品，宜用于正气未衰之水湿实证。治水肿臌胀、二便不利者，可单用研末服。

（2）痰饮喘咳：《本草纲目》曰牵牛子能"逐痰消饮"。牵牛子苦寒降泄，能泻肺气，逐痰饮。

（3）实热积滞，大便秘结：牵牛子有泻下、通便、去积作用。

（4）虫积腹痛：牵牛子善去积杀虫，并可借泻下作用排出虫体。

【用法用量】水煎服，3～9g，入丸散服，每次1.5～3g。炒用药性减缓。

【现代应用】治疗腹水、便秘、蛲虫病、癫痫、中风闭证、尿潴留、小儿肺炎、小儿咳喘、小儿夜啼等。

【使用注意】孕妇忌用，不宜与巴豆同用。

【附方】白牵牛散（《圣济总录》）：白牵牛子（炒）、青橘皮（去白，焙，炒）、木通（锉）各等分。为散，每服一钱匕，煎商陆汤调下，大便下黄水为度。功效：泻下逐水。主治：膜外水气。

44. 贯众

【原文】除毒热杀虫于贯众。

【性味】苦，微寒。有小毒。

【归经】归肝、脾经。

【功效】杀虫，清热解毒，止血。

【主治】

（1）绦虫、钩虫、蛔虫、蛲虫病：贯众有杀虫之功，《神农本草经》谓其"杀三虫"，《名医别录》言其"去寸白"，其驱虫作用较强。但贯众驱杀寄生虫单用者较少，多与其他杀虫药配成复方应用。

（2）风热感冒，温热病发斑，痄腮：贯众苦寒，能清气分血分之热毒，凡温热毒邪炽盛，无论见于卫分之发热头痛，或见于营血分之发斑疹，或壅滞于少阳之腮肿胀痛，皆可以之清热解毒而散热邪。

（3）血热吐血，衄血，便血，崩漏：贯众有凉血止血之功，尤善治崩漏下血。《本草纲目》言其"治下血、崩中"。因贯众性偏寒凉，故所治出血证以属热者为宜。

此外，贯众煅灰，和香油调涂，可治火烧疮，取其收敛止痛之效。

【用法用量】水煎服，10～15g。杀虫及清热解毒宜生用，止血宜炒炭用。

【现代应用】预防感冒、流行性脑膜炎，治疗肠蛲虫病、胆道蛔虫病、高热、肝炎、热带嗜酸粒细胞增多症、乳糜尿、妇产科出血症、急性睾丸炎、荨麻疹、角膜炎、慢性铅中毒等。

【使用注意】贯众有小毒，用量不宜过大；脾胃虚寒者慎用。又忌与油类泻药（如蓖麻油）配伍，以防中毒。

【附方】贯众散（《是斋百一选方》）：贯众、吴茱萸、官桂各等分。为细末，先以手抓破，以药搽之；用米醋调敷亦得。功效：解毒，止血，杀虫。主治：癣。

45. 金铃子（川楝子）

【原文】金铃子[1]治疝气而补精血。

【注释】

[1]金铃子：即川楝子，为楝科植物川楝的干燥成熟果实。

【性味】苦，寒。有小毒。

【归经】归肝、胃、小肠、膀胱经。

【功效】行气止痛，杀虫疗癣。

【主治】

（1）肝郁化火诸痛症：川楝子苦寒降泄，可导热下行，主入肝经以清肝火，泄郁热而奏清肝行气止痛之效，故可治肝郁化火诸痛症。

（2）虫积腹痛：川楝子苦寒有毒，能驱杀肠道寄生虫，味苦又能疏泄气机而行气止痛。

（3）头癣、秃疮：川楝子苦寒有毒，能清热燥湿、杀虫而疗癣，可用川楝子焙黄研末，以油调膏，外涂治头癣、秃疮。

（4）脏毒下血：川楝子苦寒能清热而治脏毒下血，可单用。

【用法用量】水煎服，3～10g。外用适量。炒用寒性减弱。

【现代应用】治疗胆道蛔虫病、胆绞痛、急性胆囊炎、胆道感染、泌尿系统感染、痢疾、阑尾炎、甲癣、头癣、秃疮、睾丸疾病、急性乳腺炎、乳腺增生、蛲虫病、胃痛、幽门螺杆菌感染性胃炎等。

【使用注意】

（1）川楝子有毒，不宜过量或持续服用，以免中毒。其性寒，脾胃虚寒者慎用。

（2）同科属不同种植物苦楝的果实苦楝子，性状、成分及药效与川楝子略有不同，苦楝子毒性较川楝子为大，应分别入药，不能混淆。

【附方】一贯煎（《续名医类案》）：北沙参、麦冬、当归身各三钱，生地黄六钱至一两五钱，枸杞子三钱至六钱，川楝子一钱半。水煎服。功效：滋阴疏肝。主治：肝肾阴虚，肝气郁滞。胸脘胁痛，吞酸吐苦，咽干口燥，舌红少津，脉细弱或虚弦。亦治疝气瘕聚。

46. 萱草根

【原文】萱草根治五淋[1]而消乳肿。

【注释】

[1] 五淋：《外台秘要》指石淋、气淋、膏淋、劳淋、热淋，另《古今图书集成医部全录·淋》指血淋、石淋、气淋、膏淋、劳淋。

【性味】甘，凉。有毒。

【归经】归脾、肝、膀胱经。

【功效】利水除湿，清热凉血。

【主治】水肿，小便不利，黄疸，妇女崩漏、带下、便血。

【用法用量】水煎服，6～9g。外用适量，捣敷。

【现代应用】治疗尿毒症、结核、血吸虫病等。

【使用注意】生品有一定毒性，久服可引起蓄积中毒，内服宜慎。但如经煎煮加热处理，毒性可减弱或消失。不宜过量、久服，以免中毒，过量有可能损害视力和肾脏。

【附方】萱草忘忧汤（《医醇賸义》）：桂枝、甘草各五分，白芍药一钱五分，陈皮、半夏各一钱，郁金、合欢花、贝母、茯神、柏子仁、金针菜各一两。水煎服。功效：理气祛湿，化痰安神。主治：忧愁太过，忽忽不乐，洒淅寒热，痰气不清。

47. 侧柏叶

【原文】侧柏叶治血山崩漏[1]之疾。

【注释】

[1]血山崩漏：俗称血崩，中医指妇女不在行经期而阴道大量出血（非周期性子宫出血）的病症。因出血量多且来势急剧，犹如山崩而不能节制，故名，又称崩中。发病急骤，暴下如注，大量出血者为"崩"；病势缓，出血量少，淋漓不绝者为"漏"。

【性味】苦、涩，微寒。

【归经】归肺、肝、脾经。

【功效】凉血止血，化痰止咳。

【主治】

（1）吐血、衄血：侧柏叶苦涩性寒，专入血分，善清血热，炒后更有收敛止血之功，为治疗各种出血病症之要药。尤以凉血见长，故多用于血热妄行所致的出血病症。

（2）便血、尿血、崩漏：侧柏叶凉血止血之功，对膀胱、肠胃蕴热所致大小便出血及崩漏有良效。用于治疗大便出血，可单用取效。

（3）肺热咳嗽：侧柏叶有止咳祛痰的作用。可用于治疗肺热咳喘、痰稠难咯等症，单味制成片剂或煎汤服用，即能改善症状。

（4）脱发、斑秃：《本草衍义补遗》认为"柏叶为补阴要药"，故有养血生发之效，可用于治疗脱发、斑秃等症。

此外，侧柏叶外用，可治外伤出血烫火伤。侧柏叶捣泥，涂敷，可收止痛灭瘢之效。

【用法用量】内服，10～15g，入汤剂，大剂量可用至30g。亦入丸散。外用适量，可煎汤水洗，鲜用捣敷或研末调敷、涂擦。生用长于凉血清热，止血、止咳祛痰力胜，多用于血热妄行及咳喘痰多。炒炭用以止血为主，各种出血证均可选用。

【现代应用】治疗崩漏、百日咳、带状疱疹、烧伤、腮腺炎、脱发、痔疮出血等。

【使用注意】多食倒胃。

【附方】四生丸（《妇人大全良方》）：生荷叶、生艾叶、生柏叶、生地黄各等分，共研，丸如鸡子大，每服一丸；亦可作汤剂。功效：凉血止血。主治：血热妄行所致之吐血、衄血。

48. 香附子（香附）

【原文】香附子[1]理血气妇人之用。

【注释】

[1]香附子：即香附，为莎草科植物莎草的干燥根茎。

【性味】辛、微苦、微甘，平。

【归经】归肝、脾、三焦经。

【功效】行气解郁，调经，止痛，消肿。

【主治】

（1）肝气郁结之胁痛、腹痛：香附主入肝经气分，芳香辛行善散肝气之郁结，味苦疏泄可平肝气之横逆，故为疏肝解郁、行气止痛之要药。

（2）脾胃气滞腹痛：香附味辛能行而长于止痛，除善疏肝解郁之外，还能入脾经，而有"宽中"（《滇南本草》）、"消食下气"（李杲）、"消饮食积聚"（《本草纲目》）等作用，故王好古谓"凡气郁血滞必用之"。

（3）肝郁月经不调、痛经、乳房胀痛、胎动不安等：香附辛行苦泄，善于疏肝理气而调经、止痛，用于治疗肝郁月经不调、痛经，可单用。

（4）瘰疬：香附辛行苦泄，能疏通气血而治瘰疬，可单用。

（5）痈肿：香附味辛，能行气活血而消散痈肿。

（6）跌打肿痛：香附辛行苦泄，能消散瘀血而消肿止痛。

【用法用量】水煎服，6～12g。醋炙止痛力增强。

【现代应用】治疗腰痛、痛经、妊娠呕吐、肝郁不孕症、小儿慢性腹泻、胃和十二指肠溃疡、慢性胃炎、胆囊炎、急性膀胱炎、丝虫病、丹毒、扁平疣、男性乳房发育症、乳腺增生症、链霉素中毒之眩晕、血管性头痛、原因不明之目胀、外伤性气胸等。

【使用注意】气虚无滞、阴虚、血热者慎服。

【附方】越鞠丸（《丹溪心法》）：苍术、香附、川芎、神曲、栀子各等分。为末，水丸如绿豆大，每服二至三钱，温开水送服；亦可作汤剂。功效：行气解郁。主治：六郁证（即气郁、血郁、痰郁、火郁、湿郁、食郁）。胸膈痞闷，脘腹胀痛，嗳腐吞酸，恶心呕吐，饮食不消。

49. 地肤子

【原文】地肤子利膀胱，可洗皮肤之风。

【性味】辛、苦，寒。

【归经】归肾、膀胱经。

【功效】清热利湿，祛风止痒。

【主治】

（1）热淋涩痛：地肤子苦寒能通利小便，清下焦膀胱湿热。用于膀胱湿热、小便淋沥涩痛，古方有单用煎服者。

（2）湿疹、瘙痒：地肤子能祛除皮肤中的湿热与风邪而止痒。

【用法用量】水煎服，9～15g。外用适量，煎汤熏洗。

【现代应用】治疗末梢神经炎、脓疱疮等。

【使用注意】《本草备要》言"恶螵蛸"。

【附方】地肤子汤（《医学正传》引《古今录验》）：地肤子一钱，车前子一钱，知母（去毛，炒）七分，黄芩七分，赤茯苓七分，白芍药七分，枳壳（麸炒黄色）七分，升麻三分，通草三分，甘草三分。水煎，温服。功效：清热利尿通淋。主治：妊娠子淋，小便涩数。

50. 山豆根

【原文】山豆根解热毒，能止咽喉之痛。

【性味】苦，寒。有毒。

【归经】归肺、胃经。

【功效】清热解毒，利咽消肿。

【主治】

（1）咽喉肿痛：山豆根大苦大寒，主清肺火，泄热毒，利咽消肿，为治疗咽喉肿痛之要药。故凡肺火上攻或热毒蕴结而致的咽喉肿痛均可应用。轻者可单用。

（2）牙龈肿痛：山豆根大苦大寒，入胃经，又清胃火，可治胃火牙痛。

（3）痈肿疮毒：山豆根苦寒，可清热解毒，消肿散结。

【用法用量】水煎服，3～10g。外用适量。

【现代应用】治疗肿瘤、鼻咽癌放疗后毒副反应、白细胞减少症、乙型肝炎、钩端螺旋体病、心律失常、支气管哮喘、咽炎、急性扁桃腺炎、慢性鼻窦炎、宫颈糜烂、内痔、带状疱疹、痈肿、银屑病等。

【使用注意】山豆根大苦大寒，过量服用易引起呕吐、腹泻、胸闷、心悸等，故用量不宜过大。脾胃虚寒、食少便溏者不宜用。

【附方】山豆根汤（《医林纂要》）：山豆根二分，射干二分，猪牙皂角二分，杏仁（去皮尖）十粒。煎浓汁含漱，稍稍咽之。功效：清热解毒，利咽止痛。主治：喉痹。

51. 白鲜皮

【原文】白鲜皮去风治筋弱，而疗足顽痹。

【性味】苦，寒。

【归经】归脾、胃、膀胱经。

【功效】清热燥湿，祛风解毒。

【主治】

（1）湿热疮毒，湿疹疥癣：白鲜皮苦寒，具有清热燥湿、泻火解毒及祛风止痒之效。

（2）黄疸尿赤，湿热痹痛：白鲜皮既可清热燥湿，又可祛风通痹。

【用法用量】水煎服，6～10g。外用适量，煎汤洗或研粉敷。

【现代应用】治疗滴虫性肠炎、阴道炎、胃及十二指肠溃疡、手足皲裂、面癣等。

【使用注意】白鲜皮苦寒，虚寒患者慎用。

【附方】白鲜皮散（《圣济总录》）：白鲜皮、防风（去叉）、人参、知母（焙）、沙参各一两，黄芩（去黑心）三分。捣为散，每服二钱匕，水煎，温服，食后临卧。功效：清热燥湿，祛风解毒。主治：肺脏风热毒气，皮肤瘙痒，胸膈不利，时发烦躁。

52. 旋覆花

【原文】旋覆花明目治头风，而消痰嗽壅。

【性味】苦、辛、咸，微温。

【归经】归肺、脾、胃、大肠经。

【功效】消痰行水，降气止呕。

【主治】

（1）痰多喘咳，胸膈痞闷：旋覆花辛开苦降，咸软温通，入肺而消痰除痞、降逆行水、止咳平喘。凡痰壅气逆、胸膈痞闷、喘咳痰多，无论寒热，皆可应用。

（2）呕吐噫气：旋覆花苦降入胃，善降胃气而止呕、止噫。

【用法用量】水煎服，3～10g。宜布包煎。

【现代应用】治疗顽固性呃逆、癔症、咯血、妇人半产漏下、百日咳、消化道肿瘤等。

【使用注意】旋覆花温散降逆，阴虚劳嗽、津伤燥咳及气虚便溏者忌用；又因旋覆花有绒毛，易刺激咽喉作痒而致呛咳呕吐，故须布包入煎。

【附方】旋覆代赭汤（《伤寒论》）：旋覆花三两，人参二两，生姜五两，赭石一两，甘草（炙）三两，半夏（洗）半升，大枣（擘）十二枚。水煎服。功效：降逆化痰，益气和胃。主治：胃虚痰阻气逆。胃脘痞闷或胀满，按之不痛，频频嗳气，或见纳差、呃逆、恶心，甚或呕吐，舌苔白腻，脉缓或滑。

53. 荆芥穗（荆芥）

【原文】荆芥穗[1]清头目便血，疏风散疮之用。

【注释】

[1] 荆芥穗：荆芥为唇形科植物荆芥的干燥地上部分，荆芥穗为荆芥的干燥花穗，两者性味、归经、功效与主治均相同，唯荆芥穗发散力较强，尤适用于散头面部风邪。

【性味】辛，微温。

【归经】归肺、肝经。

【功效】祛风解表，透疹消疮，炒炭止血。

【主治】

（1）寒热感冒，风温初起：荆芥辛而微温，可宣透外邪，由于寒热属性不过偏，故风寒感冒、风热感冒、风温初起均为其适应证。

（2）痘疹斑疹，透发不畅：荆芥辛温透散，可散表邪、透里邪，用于治疗风邪外郁、里邪不透的痘疹斑疹发而不畅之症。

（3）痈肿疮疡，损伤痹痛：荆芥辛温理气，可促进血行，从而使结肿消散、疼痛解除，故常用于治疗痈肿疮疡、跌打损伤、风湿痹痛等症。

（4）吐衄发斑，崩漏下血：《本草汇言》云"荆芥，轻扬之剂，散风清血之药也"，可理顺气机，引清阳之气上升，因而对血不归经、气机逆乱的多种出血有效。炒炭后止血作用更强，广泛用于吐血、牙宣出血、皮下出血、便血、尿血、痔疮出血、崩漏下血等症。

（5）瘾疹瘙痒，疥癣麻风：荆芥味辛能散，可祛风止痒，治疗风疹、湿疹、疥疮、癣疾、麻风、头屑、白癜风等多种皮肤病。

（6）偏正头痛，五官诸疾：荆芥乃辛散轻扬之品，可上行于头面，疏散外邪，用于头痛目赤、耳肿咽哑。

（7）中风惊痫，产后血晕：荆芥辛温入肝，可调畅肝气，治疗肝郁肝风之证。

（8）二便不利，咳喘气逆：虽然荆芥一直被认为主升主散，不主收降，但历代名医又多用荆芥治便秘、癃闭、咳喘等症，取其升清降浊也。

【用法用量】水煎服，3～10g，或入丸散。外用适量，捣敷、研末调敷或煎水洗。

【现代应用】治疗荨麻疹、产后血晕等。

【使用注意】表虚自汗、阴虚头痛者忌服。不宜久煎。

【附方】荆防败毒散（《摄生众妙方》）：荆芥、防风、羌活、独活、川芎、柴胡、前胡、桔梗、枳壳、茯苓各一钱五分，甘草五分。水煎服。功效：发汗解表，消疮止痛。主治：疮疡初起。红肿疼痛，恶寒发热，无汗不渴，舌苔薄白，脉浮数。

54. 瓜蒌根（天花粉）

【原文】瓜蒌根[1]疗黄疸毒痈，消渴解痰之忧。

【注释】

[1] 瓜蒌根：即天花粉，为葫芦科植物栝楼或双边栝楼的干燥根。

【性味】甘、微苦，微寒。

【归经】归肺、胃经。

【功效】清热生津，消肿排脓。

【主治】

（1）热病口渴，消渴多饮：天花粉甘寒，善清胃热而养胃阴，有生津止渴之效。

（2）肺热燥咳：天花粉能清肺热而润肺燥。

（3）痈肿疮疡：天花粉有清热解毒、消肿排脓的功效。

（4）太阳痉病：天花粉具滋养津液而舒缓筋脉的作用。

【用法用量】水煎服，10～15g。

【现代应用】治疗糖尿病、流行性腮腺炎、过期流产及死胎、葡萄胎、恶性滋养细胞肿瘤、宫外孕、睑腺炎、痔疮等。

【使用注意】孕妇忌服。反乌头。

【附方】复元活血汤（《医学发明》）：柴胡半两，栝楼根（即天花粉）、当归各三钱，红花、甘草、穿山甲（炮，用代用品）各二钱，大黄（酒浸）一两，桃仁（酒浸，去皮尖，研如泥）五十个。为粗末，每服一两，加黄酒半盏，水煎服。功效：活血祛瘀，疏肝通络。主治：跌打损伤，瘀血阻滞。胁肋瘀肿，痛不可忍。

55. 地榆

【原文】地榆疗崩漏，止血止痢。

【性味】苦、酸、涩，微寒。

【归经】归肝、大肠经。

【功效】凉血止血，解毒敛疮。

【主治】

（1）便血、痔血：地榆性寒味苦而酸，有凉血泄热、收敛止血之功。宜于下焦血热所致的便血、痔血，尤宜用于下血鲜红者。

（2）崩漏下血：地榆苦涩寒凉，善入血分。

（3）湿热血痢：地榆性味苦寒，有清热燥湿、收敛止血之功。对湿热蕴积大肠所致的赤白痢疾、血痢不止等症有良效。

（4）烫伤、湿疹：地榆能泻火解毒敛疮，为治烫伤、湿疹之要药。用于治疗水火烫伤可单味研末，以麻油调敷。

（5）疮疡痈肿：地榆既可清热凉血，又能解毒消肿。用于疮疡痈肿初起未成脓者，可泄热消肿。

【用法用量】内服：10～15g，入汤剂，大剂量可用至30g；

亦入丸散；研末吞服，每次1.5～3g，每日1～3次；鲜品可捣汁饮。外用：适量，可水煎为洗渍药及湿敷药，研末为掺药及涂敷药料；鲜品可捣汁外敷。生用味苦、酸，性微寒，以凉血解毒力胜。炒炭用味苦、酸、涩，性微寒偏平，止血力强。

【现代应用】治疗伤寒，上消化道出血，胃及十二指肠溃疡，便血，慢性胃炎，崩漏，烫伤、湿疹等皮肤科疾病，急性细菌性痢疾，慢性结肠炎，口腔溃疡等。

【使用注意】地榆性微寒，味酸、涩，凡虚寒性的便血、下利、崩漏及出血有瘀者慎用。大面积烧伤者亦不宜使用地榆制剂外涂，以防发生中毒性肝炎。

【附方】清肠饮（《辨证录》）：银花三两，当归二两，地榆一两，麦冬一两，元参一两，生甘草三钱，薏苡仁五钱，黄芩二钱。水煎服。功效：活血解毒，滋阴泻火。主治：大肠痈。

56. 昆布

【原文】昆布[1]破疝气，散瘿散瘤。

【注释】

[1]昆布：为海带科植物海带或翅藻科植物昆布的干燥叶状体。

【性味】咸，寒。

【归经】归肝、胃、肾经。

【功效】消痰软坚，利水消肿。

【主治】（1）瘿瘤瘰疬：昆布咸寒质滑，功能清热消痰、软坚散结，为治瘿瘤瘰疬之要药。

（2）水肿尿少：昆布咸寒，有清热利尿消肿之效。

（3）膈食不下：昆布寒降，有消痰下气之功。

【用法用量】水煎服，6～12g。

【现代应用】治疗甲状腺瘤、梅核气、甲状腺功能亢进、便秘等。

【使用注意】脾胃虚寒蕴湿者忌服。

【附方】五瘿昆布方（《圣济总录》）：昆布（洗去咸，焙）二两。切如指面大，醋渍，含咽，汁尽为度。功效：软坚散结消肿。主治：瘿瘤。

57. 淡竹叶

【原文】疗伤寒、解虚烦，淡竹叶之功倍。

【性味】甘、淡，寒。

【归经】归心、胃、小肠经。

【功效】清热除烦，通利小便。

【主治】

（1）热病烦渴：淡竹叶甘寒，功能清心泄热、除烦止渴。

（2）口疮尿赤：淡竹叶甘淡性寒，可清心降火、渗湿利尿。

【用法用量】水煎服，6～10g。

【现代应用】治疗小儿口疮、病毒性心肌炎、白塞综合征、呕恶等。

【使用注意】阴虚火旺、骨蒸潮热者忌用，孕妇勿服（《品汇精要》）。淡竹叶与竹叶功效相近，均能清心除烦、通利小便。但竹叶清心火的功效较强，而淡竹叶利尿渗湿的作用较佳。明代以前方剂中所用的淡竹叶均为竹叶。

【附方】竹叶石膏汤（《伤寒论》）：竹叶（淡竹叶）二把，石膏一斤，半夏（洗）半升，麦门冬（去心）一升，人参二两，甘草（炙）二两，粳米半升。水煎服。功效：清热生津，益气和胃。主治：伤寒、温病、暑热余热未清，气津两伤。身热多汗，心胸烦闷，气逆欲呕，口干喜饮，气短神疲，或虚烦不寐，舌红苔少，脉虚数。

58. 牡丹皮

【原文】除结气、破瘀血，牡丹皮之用同。

【性味】苦、辛，微寒。

【归经】归心、肝、肾经。

【功效】清热凉血，活血散瘀。

【主治】

（1）血热吐衄，温毒发斑：牡丹皮性凉，入心、肝血分，能清营分、血分之实热，而有凉血止血的功效。

（2）温病伤阴，阴虚发热：牡丹皮辛寒，又入阴分，于清热凉血除蒸之中，兼有清透之力，故善清透阴分伏火，为治无汗骨蒸之佳品。

（3）血滞经闭，痛经癥瘕：牡丹皮辛行而散，入血分，可活血行瘀、通经消癥。

（4）痈疡淋浊，外伤肿痛：牡丹皮苦寒，具有清热泻火、凉血消痈、散瘀消肿之效。

【用法用量】水煎服，6~12g。清热凉血生用，活血散瘀酒炒用，止血炒炭用。

【现代应用】治疗血小板减少性紫癜、高血压、细菌性痢疾、过敏性鼻炎、胆碱能性荨麻疹、湿疹等。

【使用注意】血虚有寒、月经过多者及孕妇不宜用。

【附方】大黄牡丹汤（《金匮要略》）：大黄四两，牡丹皮一两，桃仁五十个，冬瓜仁半升，芒硝三合。水煎服。功效：泻热破瘀，散结消肿。主治：肠痈初起，湿热瘀滞。右少腹疼痛拒按，按之其痛如淋，甚则局部肿痞，或右足屈而不伸，伸则痛剧，小便自调，或时时发热，自汗恶寒，舌苔薄腻而黄，脉滑数。

59. 知母

【原文】知母止嗽而骨蒸[1]退。

【注释】

[1]骨蒸：指热自骨内向外蒸发的感觉。

【性味】苦、甘，寒。

【归经】归肺、胃、肾经。

【功效】清热泻火，滋阴润燥。

【主治】

（1）热病烦渴：知母甘寒质润，善清肺胃气分实热而除烦止渴。

（2）肺热咳嗽，阴虚燥咳：知母功能清泻肺火、滋阴润肺。

（3）骨蒸潮热：知母能滋肾阴、润肾燥而退骨蒸，故有滋阴降火之功。

（4）阴虚消渴，肠燥便秘：知母有滋阴润燥、生津止渴之效。

【用法用量】水煎服，6~12g。清热泻火宜生用，滋阴降火宜盐水炙用。

【现代应用】治疗头皮毛囊周围炎、前列腺增生等。

【使用注意】知母性寒质润，有滑肠之弊，故脾虚便溏者不宜用。

【附方】白虎加人参汤（《伤寒论》）：知母六两，石膏（碎，绵裹）一斤，甘草（炙）二两，粳米六合，人参三两。以水煮米熟汤成，温服，日三服。功效：清热，益气，生津。主治：气分热盛，气阴两伤。汗、吐、下后，里热炽盛，而见四大症者；白虎汤证见有背微恶寒，或饮不解渴，或脉浮大而芤，以及暑热病见有身大热属气津两伤者。

60. 牡蛎

【原文】牡蛎涩精而虚汗收。

【性味】咸、涩，微寒。

【归经】归肝、肾经。

【功效】重镇安神，平肝潜阳，软坚散结，收敛固涩。

【主治】

（1）心神不安，惊悸失眠：牡蛎质重能镇，有安神功效。

（2）肝阳上亢，头目眩晕：牡蛎咸寒质重，入肝经，具有平肝潜阳、镇惊益阴的作用。

（3）痰核、瘰疬、瘿瘤、癥瘕积聚：牡蛎味咸，有软坚散结之功，故适用于痰核、瘰疬、瘿瘤、癥瘕积聚等症。

（4）自汗、盗汗、遗精、滑精、遗尿、尿频、崩漏、带下等滑脱诸疾。

（5）胃痛泛酸：牡蛎煅用，有制酸止痛之功。

（6）百合病：牡蛎有益阴作用，《名医别录》云牡蛎"止渴"，故可用于治疗心肺阴虚之百合病。

（7）疮痈肿毒：《集验方》治痈肿未成脓者，以牡蛎细粉水调涂患处，有拔毒之功。

（8）外伤出血等：牡蛎味涩收敛，有止血之功。

【用法用量】水煎服，9～30g；宜打碎先煎。外用适量。收敛固涩宜煅用，其他宜生用。

【现代应用】治疗头痛、肺结核盗汗、肺心病水肿、渗出性胸膜炎、慢性肝炎、急性肾盂肾炎、丝虫病下肢肿胀、泄泻、赤白带下、乳癖、过敏性紫癜等。

【附方】牡蛎散（《太平惠民和剂局方》）：黄芪（去苗、土）、麻黄根（洗）、牡蛎（米泔浸，刷去土，火烧通赤）各一两。为粗散，每服三钱，加小麦百余粒，水煎，温服；亦作汤剂，水煎温服。功效：敛阴止汗，益气固表。主治：体虚自汗、盗汗。常自汗出，夜卧更甚，心悸惊惕，短气烦倦，舌淡红，脉细弱。

🌸 61. 贝母

【原文】贝母清痰止咳嗽而利心肺。

【性味】川贝母、伊贝母、平贝母，苦、甘，微寒；浙贝母，苦，寒。

【归经】归肺、心经。

【功效】川贝母、伊贝母、平贝母，清热润肺，化痰止咳；浙贝母，清热化痰，开郁散结。

【主治】

（1）热痰咳嗽，阴虚燥咳，外感咳嗽：贝母性寒质润，既可清热化痰，又可润燥止咳，为治热痰咳嗽及阴虚燥咳之良药。

（2）疮痈肺痈，瘰疬瘿瘤：贝母有清热散结消肿之功。

（3）心胸郁闷，寒实结胸：贝母具开郁行滞、消痰散结的功效，可用于痰气郁结、精神忧郁、心胸郁闷。《集效方》单用贝母为末，姜汁捣糊为丸，以治忧郁不舒、胸膈胀闷。

【用法用量】水煎服，3～10g；川贝母、平贝母研粉冲服，每次1～2g。

【现代应用】治疗百日咳、乳头皲裂、前列腺增生、婴幼儿消化不良、胃及十二指肠溃疡等。

【使用注意】贝母性质寒润，善化热痰、燥痰，如属寒痰、湿痰则不宜用。反乌头。

《本草纲目》以前历代本草，皆统称贝母。至明《本草汇言》始有贝母以"川者为妙"之说，清《轩岐救正论》才正式有浙贝母之名。贝母分布地区甚广，按来源和产区的不同及其性状的各自特点，药材主要分为川贝母、浙贝母、伊贝母和平贝母四大类。若按效用则主要分为川贝母及浙贝母两类。川贝母与浙贝母，归肺、心二经，均具清化热痰、止咳散结之功。川贝母苦甘微寒，滋润性强，长于润肺化痰，适用于肺热燥咳及阴虚劳嗽；浙贝母苦寒降泄，长于清化热痰及开郁散结，适用于外感风邪、痰热郁肺所致的咳嗽痰黄黏稠及瘰疬痈肿之症。伊贝母及平贝母之效用同川贝母，但效力较次。另有一种土贝母，系葫芦科植物土贝母的块茎，味苦，性微寒，具有解毒散结消肿之功，可用于乳痈、瘰疬之症，但无化痰之效，不可代替贝母使用。

【附方】贝母瓜蒌散（《医学心悟》）：贝母一钱五分，瓜蒌一钱，花粉、茯苓、橘红、桔梗各八分。水煎服。功效：润肺清热，理气化痰。主治：燥痰咳嗽。咳嗽呛急，咯痰不爽，涩而难出，咽喉干燥哽痛，苔白而干。

62. 桔梗

【原文】桔梗开肺利胸膈而治咽喉。

【性味】苦、辛，平。

【归经】归肺经。

【功效】开宣肺气，祛痰利咽，排脓消痈。

【主治】

（1）咳嗽痰多，胸闷不畅：桔梗辛宣苦泄，功善开宣肺气、祛痰宽胸，且性平不燥，故咳嗽痰多者，无论外感内伤、属寒属热皆可应用。

（2）咽痛音哑：桔梗能宣肺利咽开音。

（3）肺痈胸痛，咳吐脓痰：桔梗辛开上行，善宣肺利气以排肺之脓痰。

（4）胸中气陷，下利后重：桔梗功能载药上浮，故可医胸中气陷；又能开提肺气而行大肠气滞，故可疗下利后重。

【用法用量】水煎服，3～10g。

【现代应用】治疗肺炎、慢性支气管炎、肺痈、小儿喘息性肺炎、急性扁桃体炎、急性咽炎、声带小结、失音、急性腰扭伤等。

【使用注意】桔梗药性升散，凡气机上逆、呕吐眩晕或阴虚久咳及有咳血倾向者均不宜用。桔梗用量过大易致恶心呕吐。

药性赋百日通

【附方】桔梗汤（《金匮要略》）：桔梗一两，甘草二两。水煎服。功效：宣肺止咳，祛痰排脓。主治：肺痈。咳而胸痛，振寒，脉数，咽干不渴，时出浊唾腥臭，久久吐脓如米粥者。

63. 黄芩

【原文】黄芩治诸热，兼主五淋[1]。

【注释】

[1]五淋：多指石淋、气淋、膏淋、劳淋、热淋。

【性味】苦，寒。

【归经】归肺、胃、胆、大肠经。

【功效】清热燥湿，泻火解毒，止血安胎。

【主治】

（1）湿热痞闷，泻痢：黄芩苦寒，能清热燥湿，清肺、胃、胆及大肠经之湿热，尤善清中、上二焦湿热。

（2）肺热咳嗽，热病烦渴：黄芩善清肺火及上焦之实热。若肺热壅遏，肺失清宣，咳嗽痰稠，单用即效。

（3）少阳寒热：黄芩入少阳胆经，可清泄少阳半表半里之郁热。

（4）痈肿疮毒：黄芩有较强的泻火解毒之力，可用于火毒炽盛的疮痈肿毒、咽喉肿痛。

（5）血热吐衄：黄芩能清热凉血而止血，可用于热毒炽盛、迫血妄行所致的吐血衄血、崩漏下血等症。可单用。

（6）胎动不安：黄芩有清热安胎之效。

【用法用量】水煎服，3～10g。清热多生用，安胎多炒用。清上焦热多酒炙用，止血多炒炭用。

【现代应用】预防猩红热，治疗小儿肺炎、病毒性肝炎、急性胆囊炎、小儿细菌性痢疾、高血压、钩端螺旋体病、流行性脑脊髓膜炎带菌者、局部急性炎症、沙眼、龋齿、睑腺炎等。

【使用注意】黄芩苦寒伤胃，脾胃虚寒者不宜使用。

【附方】黄芩汤（《伤寒论》）：黄芩三两，芍药二两，甘草（炙）二两，大枣（擘）十二枚。水煎服。功效：清热止利，和中止痛。主治：热泻热痢。

64. 槐花

【原文】槐花治肠风[1]，亦医痔痢。

【注释】

[1] 肠风：病名，是以便血为主症的疾病。

【性味】苦，微寒。

【归经】归肝、大肠经。

【功效】凉血止血，清肝火。

【主治】

（1）血热吐衄，便血痔血：槐花性味苦寒，能清泄血分之邪热，为凉血止血之要药，可用于血热妄行所致的各种出血病症。对于血热妄行、吐血衄血，用之可收苦泄降逆、凉血止血之功。

（2）崩中下血，白带不止：槐花之清热凉血作用能固崩止带，故对妇女崩漏带下有良效。

（3）肝热目赤，眩晕头胀：槐花又能清肝泻火，适用于肝热目赤、头胀头痛及眩晕等症，可单味煎汤代茶饮。

【用法用量】内服：10～15g，入汤剂；研末吞服剂量酌减。外用：适量，研末调敷患处。凉血泻火及降血压宜生用，止血宜用槐花炭或炒槐花。

【现代应用】治疗泌尿系统感染、头癣、银屑病、眼底出血、慢性直肠炎等。

【使用注意】脾胃虚寒及阴虚发热而无实火者慎用。

槐米、槐花原为一物，其未开花之花蕾为槐米，已开花者为槐花，两者功用基本相同，故历代本草未予细分。但花蕾之功较槐花为佳。

【附方】槐花散（《普济本事方》，原书未著剂量）：槐花（炒），柏叶（杵，焙），荆芥穗，枳壳（麸炒）。为细末，每服二钱，开水或米汤调下；亦可作汤剂。功效：清肠止血，疏风行气。主治：风热湿毒，壅遏肠道，损伤血络。肠风、脏毒，或便前出血，或便后出血，或粪中带血，以及痔疮出血，血色鲜红或晦暗，舌红苔黄，脉数。

65. 常山

【原文】常山理痰结而治温疟[1]。

【注释】

[1]温疟：疟疾的一种，临床上以先热后寒（或无寒但热）为主症。

【性味】苦、辛，寒。有毒。

【归经】归肺、肝、心经。

【功效】涌吐痰涎，截疟。

【主治】

（1）胸中痰饮：常山辛开苦泄，宜可去壅，善开痰结，能上行引吐胸中痰饮。

（2）疟疾寒热：古有"无痰不成疟"之说。常山性寒，有清热、开痰、截疟之功，为治疟之要药。用于各种疟疾，尤其治疗间日疟和三日疟效果明显。

【用法用量】水煎服，4.5～9g；入丸散酌减。涌吐生用，截疟炒用。治疟宜在发作前半天或2小时服用。

【现代应用】治疗疟疾、心律失常、上呼吸道感染、梅核气等。

【使用注意】因能催吐，故用量不宜过大。体虚者慎用，孕妇忌用。

【附方】保安汤（《圣济总录》）：常山半两，青蒿一两，知母一两，桃仁（汤浸，去皮、尖、双仁，研）半两。为粗末，每服二钱匕，加生姜半分，水煎，稍热服，不拘时候。功效：截疟。主治：山岚瘴疟，寒热久不愈。

66. 葶苈（葶苈子）

【原文】葶苈[1]泻肺喘而通水气。

【注释】

[1] 葶苈：指葶苈子，为十字花科植物播娘蒿或独行菜的干燥成熟种子。前者习称南葶苈子，后者习称北葶苈子。

【性味】辛、苦，大寒。

【归经】归肺、膀胱经。

【功效】泻肺平喘，行水消肿。

【主治】

（1）痰涎壅肺，气逆喘咳：葶苈子辛开苦降，性寒可清热，专泻肺中水饮及痰火而平喘咳。

（2）水肿胀满，小便不利：葶苈子可泄肺气之壅闭而通调水道、利水消肿。

【用法用量】水煎服，5~10g；研末服，3~6g。

【现代应用】治疗百日咳、自发性气胸、慢性肺心病并发心力衰竭、渗出性胸膜炎、肝硬化腹水、充血性心力衰竭等。

【使用注意】葶苈子性泄利易伤正，只宜用于实证，故凡肺虚喘促、脾虚肿满、膀胱气虚、小便不利者，均当忌用。

【附方】葶苈大枣泻肺汤（《金匮要略》）：葶苈子（熬令色黄）捣丸如弹子大，大枣十二枚。水煎服。功效：泻肺利水，下气平喘。主治：痰水壅实之咳喘胸满。

第二章　热性药

67. 荜茇

【原文】欲温中以[1]荜茇[2]。

【注释】

[1] 以：用。

[2] 荜茇：为胡椒科植物荜茇的干燥近成熟或成熟果穗。

【性味】辛，热。

【归经】归胃、大肠经。

【功效】温中散寒。

【主治】

（1）胃寒脘腹冷痛、呕吐、泄泻、呃逆等症：荜茇辛散温通，能温中散寒止痛、降胃气止呕呃，可用于治疗胃寒脘腹冷痛、呕吐、泄泻、呃逆等症。可单用。

（2）风虫牙痛：荜茇味辛性热，能散寒止痛。

（3）妇女痛经、月经不调：荜茇辛散温通，可用于治疗妇人血气不和，疼痛不止，下血无时，月水不调。

【用法用量】水煎服，3~6g。外用适量。

【现代应用】治疗牙痛、头痛、鼻渊、流清涕、乳腺炎等。

药性赋 百日通

【使用注意】实热郁火、阴虚火旺者忌服。

【附方】荜茇汤（《辨证录》）：荜茇、芫花各二钱。功效：止痛。主治：牙齿痛。

68. 生姜

【原文】用发散以生姜。

【性味】辛，微温。

【归经】归肺、脾、胃经。

【功效】解表散寒，温中止呕，温肺化饮，解毒。

【主治】

（1）风寒感冒，少阳证：生姜辛温，可散风寒、治疗风寒感冒。对于风寒初起、身热头疼、恶寒无汗、腹胀纳呆者，常与米同煮粥食。

（2）咳喘痰壅，喘息气促：生姜辛辣入肺经，可开豁冲散，性温入脾胃，能运湿化痰，故长于治疗痰气壅肺咳喘。

（3）恶心呕吐，腹痛腹胀：生姜可温中焦，理胃气，善治各种原因的腹痛呕恶。

（4）水肿胀满，中风痰壅：痰饮可流动而四处为患，除见咳嗽吐痰外，还可表现为水肿、尿少、下利等，痰湿化热有黄汗、脓液过多的表现，痰涎挟风可出现神昏抽搐等。生姜可宣肺温脾，化痰除饮，长于治疗水肿胀满、中风痰壅等痰湿壅盛之证。

（5）风湿痹痛，跌打瘀痛：生姜辛燥，可祛风散寒除湿，散结利窍，又善止经络不通之疼痛，为治疗痹痛和瘀痛的良药。

（6）血热妄行，热痢热疮：生姜虽属辛温助火之品，然开散力强，在清热药中少佐生姜，可起到透发郁热的作用，以治疗热毒炽内的出血、下利、疮疡、便秘、痹子等症。

（7）心悸气短，消渴虚劳：生姜辛温，可鼓动生发气血，在扶正药中少佐生姜，可起到鼓舞气血的作用，从而治疗气血不足、阴津亏损之证。

【用法用量】水煎服，3～9g或捣汁服。外用捣敷，擦患处或炒热熨。

【现代应用】预防晕车，治疗重症呕吐、胃及十二指肠溃疡、痢疾、蛔虫病、遗尿、急性炎症、水火烫伤、牙痛、关节炎、脂溢性皮炎、白癜风等。

【使用注意】阴虚内热者忌服。

生姜、干姜同出一源，前者取新鲜根茎，后者为干燥根茎。生姜性味缓和，长于发散表邪，温胃止呕，解半夏、天南星及鱼蟹毒。干姜辛热燥烈，功专温中散寒，祛在里之寒邪，温回欲脱之阳气。

【附方】生姜泻心汤（《伤寒论》）：生姜（切）四两，甘草（炙）三两，人参三两，干姜一两，黄芩三两，半夏（洗）半升，黄连一两，大枣（擘）十二枚。水煎服。功效：和胃消痞，宣散水气。主治：水热互结痞证。心下痞硬，干噫食臭，腹中雷鸣下利。

69. 五味子

【原文】五味子止嗽痰，且滋肾水。

【性味】酸、甘，温。

【归经】归肺、心、肾经。

【功效】敛肺滋肾，生津敛汗，涩精止泻，宁心安神。

【主治】

（1）久咳虚喘：《本草备要》云五味子"专收肺气而滋肾水"。五味子酸能收敛，性温而润，上能敛肺气，下能滋肾阴，常用于肺虚咳嗽及肺肾两虚之喘咳。

（2）津伤口渴，阴虚消渴：《神农本草经》云五味子能"主益气……补不足"，《本草备要》谓五味子能"益气生津……除烦渴"。五味子甘以益气，酸能生津，有良好的益气生津止渴的功效。

（3）自汗，盗汗：《本草通玄》云五味子能"敛汗"。五味子味酸，敛汗之力强，既能益气固表敛肺止汗，又能滋阴生津敛汗止汗。

（4）遗精，滑精：《本草备要》云五味子能"强阴涩精"。

（5）久泻不止：五味子能涩肠止泻。

（6）心悸，失眠，多梦：五味子既能收敛心气、滋肾补阴，又能宁心安神。

【用法用量】煎汤，3~6g；研末服，每次1~3g。

【现代应用】治疗慢性肝炎、神经官能症、重度哮喘、盗汗、潜在型克山病、冠心病等。

【使用注意】凡表邪未解、内有实热、咳嗽初起者均不宜用。

【附方】都气丸（《症因脉治》，即六味地黄丸加五味子）：熟地黄八钱，山萸肉、干山药各四钱，泽泻、牡丹皮、茯苓（去皮）各二钱，五味子二钱。为细末，炼蜜为丸，如梧桐子大，每服三钱，空腹服。功效：滋肾纳气。主治：肺肾两虚。咳嗽气喘，呃逆滑精，腰痛。

70. 腽肭脐（海狗肾）

【原文】腽肭[1]脐疗痨瘵[2]，更壮元阳。

【注释】

[1] 腽（wà）肭（nà）：海狗。腽肭脐，即海狗肾，指海狗的阴茎和睾丸，亦有人认为是海狗鞭。

[2] 痨瘵（zhài）：病名。《明医杂著》指出，（患者）"睡中盗汗，午后发热，哈哈咳嗽，倦怠无力，饮食少进，甚则痰涎带血，咯吐出血；或咳血、吐血、衄血，身热，脉沉数，肌肉消瘦，此名痨瘵"。痨瘵又名肺痨，古称"传尸"或"痊（zhù）"，是由于痨虫（疟原虫）侵袭肺叶而引起的一种具有传染性的慢性衰弱性疾病，临床上以咳嗽、咳血、潮热、盗汗、胸痛、消瘦等为特征。

【性味】咸，热。

【归经】归肾经。

【功效】暖肾壮阳，益精补髓。

【主治】

（1）阳痿精冷，精少不育：海狗肾性热壮阳，咸以入肾，且为血肉有情之品，有较强的暖肾壮阳、益精补髓之功。

（2）肾阳衰微，心腹冷痛：海狗肾长于补肾壮阳，用于治疗肾阳衰微，下元久冷，虚寒攻冲，心腹冷痛。

【用法用量】研末服，每次1～3g，每日2～3次。入丸散或泡酒服，随方定量。

【现代应用】治疗阳痿、遗精、早泄等。

【使用注意】阴虚火炽及骨蒸劳嗽者忌用。

【附方】腽肭脐散（《圣济总录》）：腽肭脐（焙，切）、吴茱萸（汤洗，焙炒）、甘松（洗，焙）、陈橘皮（汤浸去白，焙）、高良姜各一分。捣为末，先用猪白胰一个（去脂膏），入葱白三茎，椒十四粒，盐一捻，同细挫银石器中炒，入无灰酒三盏，煮令熟，每服七分盏，调药二钱匕，日三服。功效：暖肾散寒，行气止痛。主治：下元久冷，虚气攻刺心脾小肠，冷痛不可忍。

71. 川芎

【原文】川芎祛风湿、补血清头。

【性味】辛，温。

【归经】归肝、胆、心包经。

【功效】活血行气，祛风止痛。

【主治】

（1）月经不调，经闭痛经：川芎味辛性温，能升能降，具有通行血脉、行气止痛之效。张元素谓川芎"上行头目，下行血海"，《本草纲目》谓川芎为"血中气药"，故临床各科大凡由瘀血阻滞或血瘀气滞所致的各种痛证，均可用其治疗。川芎能下行血海，为妇科活血调经之要药。

（2）产后瘀痛：川芎既能活血祛瘀，又能止痛。

（3）胁肋胀痛，胸痹心痛：川芎既能活血祛瘀以通脉，又能行气化滞以止痛，无论气滞、血瘀疼痛均可使用。

（4）跌损伤痛，疮疡肿痛：川芎能通达气血、活血定痛，为伤科跌打损伤、外科疮疡痈肿常用之品。

（5）头痛、牙痛：川芎辛香升散，能上行头目，祛风止痛，为治头痛之要药。前人有"头痛不离川芎"之说。其治头痛，无论风寒、风热、风湿、血虚、血瘀均可随证配伍用之。

（6）风湿痹痛：川芎能通行血脉，行气止痛。

（7）目赤肿痛：川芎秉升散之性，能上行头目而止痛。

【用法用量】水煎服，3～10g；研末吞服，每次1～1.5g。

【现代应用】治疗冠心病、缺血性脑血管病、颅脑外伤、偏头痛、重症肺心病、发作期支气管哮喘、重症肝炎、慢性肾炎、妊娠高血压、功能性子宫出血、慢性乳腺病、扁平疣、银屑病等。

【使用注意】阴虚火旺、多汗及月经过多者慎用。

【附方】川芎茶调散（《太平惠民和剂局方》）：薄荷叶（不见火）八两，川芎、荆芥（去梗）各四两，细辛（去芦）一两，防风（去芦）一两半，白芷、羌活、甘草（炙）各二两。为细末，每次二钱，每日两次，饭后清茶调服；亦可作汤剂。功效：疏风止痛。主治：外感风邪头痛，偏正头痛，或颠顶作痛，目眩鼻塞，或恶风发热，舌苔薄白，脉浮。

72. 续断

【原文】续断治崩漏、益筋强脚。

【性味】苦、辛，微温。

【归经】归肝、肾经。

【功效】补益肝肾，强筋健骨，止血安胎，疗伤续折。

【主治】

（1）阳痿不举，遗精遗尿：续断甘温助阳，辛温散寒，用于治疗肾阳不足、下元虚冷、阳痿不举、遗精滑泄、遗尿尿频等症。

（2）腰膝酸痛，寒湿痹痛：续断甘以补虚，温以助阳，辛以散瘀，有补益肝肾、强健壮骨、通利血脉之功。

（3）崩漏下血，胎动不安：续断能补益肝肾，调理冲任，有固经安胎之功，可用于肝肾不足、崩漏下血、胎动不安等症。

（4）跌打损伤，筋骨折伤：续断有辛温破散之性，善活血祛瘀；有甘温补益之功，能壮骨强筋，而有续筋接骨、疗伤止痛之效。可用于治疗跌打损伤，瘀血肿痛，筋骨折伤。

（5）痈肿疮疡，血瘀作痛：续断可活血祛瘀止痛，配伍清热解毒之品，用于治疗痈肿疮疡，血瘀肿痛。

【用法用量】9～15g，水煎或入丸散；外用适量研末敷。崩漏下血宜炒用。

【现代应用】治疗先兆流产、软组织损伤、功能失调性子宫出血等。

【使用注意】风湿热痹者忌服。

【附方】泰山磐石散（《古今医统大全》）：人参一钱，黄芪一钱，白术二钱，炙甘草五分，当归二钱，川芎八分，白芍药八分，熟地黄八分，川续断一钱，糯米一撮，黄芩一钱，砂仁五分。水煎，食远服。但觉有孕，三五日常用一服，四月之后，方无虑也。功效：益气健脾，养血安胎。主治：气血虚弱所致堕胎、滑胎。胎动不安，或屡有堕胎宿疾，面色淡白，倦怠乏力，不思饮食，舌淡苔薄白，脉滑无力。

【原文】麻黄表汗[1]以疗咳逆。

【注释】

[1] 表汗：谓用药物等使身体出汗。亦泛指出汗。

【性味】辛、微苦，温。

【归经】归肺、膀胱经。

【功效】发汗解表，宣肺平喘，利水消肿。

【主治】

（1）风寒感冒：麻黄辛温发散，轻可去实，为解肌发表第一要药，常用于治疗风寒感冒。

（2）咳嗽痰喘：麻黄主入肺经，可宣发肺气而止咳平喘。

（3）水肿脚气：麻黄上宣肺气，下利膀胱，可通调水道，利尿消肿，又宣肺解表，发汗除湿，治疗水肿尿少。

（4）风湿痹病：麻黄辛散温通，常用于治疗风寒湿痹。

（5）腰腹冷痛：麻黄性味辛温，可散寒通滞，治疗寒滞诸痛。

（6）疟疾寒热：麻黄辛以发散解表邪，温以宣通郁结，可用于治疗疟疾。

（7）疹出不畅：麻黄能开腠理，透毛窍，解肌表之邪，可治疗风寒束表、疹出不畅。

（8）黄疸尿少：麻黄能利尿除湿，可用于治疗黄疸、淋证、尿闭等症。

（9）阴疽痰核：麻黄辛温，可散寒破结，活血消痈。

【用法用量】水煎服，3～10g。发汗解表宜生用，止咳平喘多炙用。

【现代应用】治疗感冒发热、小儿暑季发热、咳嗽喘息、肾炎、水肿、泌尿系结石、感染性化脓性炎症、瘰疬、脱疽、关节疼痛、遗尿、上消化道出血、小儿腹泻、病态窦房结综合征、头痛、五官科疾病、皮肤瘙痒、水痘等。

【使用注意】麻黄发散力强，为峻汗药，表虚自汗、阴虚盗汗及虚喘者均当慎用。

【附方】麻黄汤（《伤寒论》）：麻黄（去节）三两，桂枝（去皮）二两，杏仁（去皮尖）七十个，甘草（炙）一两。水煎温服，取微汗。功效：发汗解表，宣肺平喘。主治：外感风寒表实证。恶寒发热，头身疼痛，无汗而喘，舌苔薄白，脉浮紧。

74. 韭子（韭菜子）

【原文】韭子[1]壮阳而医白浊[2]。

【注释】

[1]韭子：即韭菜子，为百合科植物韭菜的干燥成熟种子。

[2]白浊：尿液浑浊不清，色白如泔浆，或初尿不浑，留置稍长，沉淀呈积粉样的表现。

【性味】辛、甘，温。

【归经】归肾、肝经。

【功效】温补肝肾，壮阳固精。

【主治】

（1）阳痿遗精，白带白淫：韭菜子甘温，可补肾助阳，兼可固精止遗、缩尿止带，用于治疗肾阳虚衰，下元虚冷之阳痿不举、遗精遗尿，单用韭菜子，每日空心生吞一二十粒，盐汤送服。

（2）肝肾不足，腰膝痿软：韭菜子能温补肝肾，强筋壮骨，可用于治疗肝肾不足、筋骨痿软、步履艰难、屈伸不利等症。可单用。

【用法用量】3～9g，水煎或入丸散服。

【现代应用】治疗呃逆、遗精等。

【使用注意】阴虚火旺者忌服。

【附方】韭子方（《备急千金要方》）：韭子七升。醋煮千沸，焙，研末，炼蜜丸，梧子大，每服三十丸，温酒下。功效：温补肾阳，固精止遗。主治：女子带下及男子肾虚冷，梦遗。

75. 川乌

【原文】川乌破积，有消痰治风痹之功。

【性味】辛、苦，热。有大毒。

【归经】归心、肝、肾、脾经。

【功效】祛风胜湿，温经止痛。

【主治】

（1）关节疼痛，屈伸不利：川乌性热温通，擅长逐风寒湿邪，且止痛作用明显，故古今用于治疗风寒湿痹。

（2）手足不仁，筋脉挛痛。

（3）胸阳不振，胸痹心痛。

（4）寒疝：寒邪中腹，阳气受损，气血凝滞不通而见绕脐腹痛，冷汗出，手足厥冷，脉沉紧，取制川乌煎汁加蜜调服，每日1剂。

（5）头风疼痛、偏头痛等：川乌祛风止痛力强。

（6）牙痛：川乌辛散走窜，善祛风止痛，可治疗风虫牙痛。

（7）阴疽肿毒：川乌辛热，通行经脉，可温经散寒活血，消肿止痛。

（8）古时外伤科麻醉药多配以生川乌。

【用法用量】入煎剂3～9g，应先煎30～60分钟；若入散剂、丸剂、酒剂，用量应减为1～2g。

【现代应用】治疗风湿、类风湿性关节炎，大骨节病，坐骨神经痛，三叉神经痛，软组织损伤，阳痿，面瘫，癌症等。可用于麻醉止痛。

【使用注意】阴虚阳盛、热证疼痛者及孕妇忌用；不宜与贝母类、半夏、白及、白蔹、天花粉、瓜蒌类同用；用量不宜过大，也不宜久服，内服一般应炮制用，生品内服宜慎；酒浸、酒煎服易致中毒，应慎用。

【附方】小活络丹（《太平惠民和剂局方》）：川乌（炮，去皮、脐）、草乌（炮，去皮、脐）、地龙（去土）、天南星（炮）各六两，乳香（研）、没药（研）各二两二钱。粉碎成细末，过筛，加炼蜜制成大蜜丸，每次一丸，每日两次，用陈酒或温开水送服；亦可作汤剂，川乌、草乌先煎。功效：祛风除湿，化痰通络，活血止痛。主治：风寒湿痹。肢体筋脉疼痛，麻木拘挛，关节屈伸不利，疼痛游走不定，舌淡紫，苔白，脉沉弦或涩。亦治中风手足不仁，日久不愈，经络中有湿痰瘀血，而见腰腿沉重，或腿臂间作痛。

76. 天雄

【原文】天雄[1]散寒，为去湿助精阳之药。

【注释】

［1］天雄：乌头不生幼根者名天雄，即乌头之独生者。

【性味】辛，热。有大毒。

【归经】归肾经。

【功效】祛风散寒，益火助阳。

【主治】风寒湿痹，历节风痛，四肢拘挛，心腹冷痛，疝瘕癥瘕。

【用法用量】水煎服，2～6g；或入丸散。外用适量，研末调敷。内服宜炮制后用。

【现代应用】治疗失眠、弱精症、慢性结肠炎等。

【使用注意】阴虚阳盛者及孕妇禁服。反半夏、瓜蒌、贝母、白蔹、白及。生品外用，内服须炮制。若内服过量，或炮制、煎煮方法不当，可引起中毒。

【附方】天雄散（《金匮要略》）：天雄（炮）三两，白术八两，桂枝六两，龙骨三两。为散，酒服半钱匕，日三服。不知，稍增之。功效：温阳摄精。主治：肾阳虚失精。梦中失精或无梦而失精，或阳痿，腰膝冷痛，发脱齿动，或健忘，或头晕，或耳鸣，舌淡，苔薄，脉沉弱。

77. 川椒

【原文】川椒达下。

【性味】辛，热。

【归经】归脾、胃、肾经。

【功效】温中止痛，杀虫，止痒。

【主治】

（1）中寒腹痛，寒湿吐泻：川椒辛散温燥，入脾、胃经，长于温中燥湿、散寒止痛、止呕止泻。

（2）虫积腹痛：川椒有驱蛔杀虫之功。

（3）湿疹瘙痒，妇人阴痒：川椒有杀虫燥湿止痒之功，可单用。

（4）肾虚喘咳：川椒上入肺经以散寒止嗽，下达肾经以纳气平喘，故可用于治疗阳虚喘咳、腰痛足冷等症。

【用法用量】水煎服，3~10g。外用适量。

【现代应用】治疗蛔虫性肠梗阻、胆道蛔虫病、蛲虫病、绦虫病、霉菌性阴道炎、牙痛等。

【使用注意】阴虚火旺者忌服，孕妇慎用。

【附方】大建中汤（《金匮要略》）：蜀椒（即川椒）（去汗）二合，干姜四两，人参二两，内胶饴一升。水煎服。功效：温中补虚，降逆止痛。主治：中阳衰弱，阴寒内盛之脘腹剧痛。腹痛连及胸脘，痛势剧烈，其痛上下走窜无定处，或腹部时见块状物上下攻撑作痛，呕吐剧烈，不能饮食，手足厥冷，舌质淡，苔白滑，脉沉伏而迟。

78. 干姜

【原文】干姜暖中。

【性味】辛，热。

【归经】归脾、胃、肾、心、肺经。

【功效】温中散寒，回阳通脉，温肺化饮。

【主治】

（1）腹痛：干姜辛热燥烈，主入脾胃而长于温中散寒、健运脾阳，为温暖中焦之主药。

（2）呕吐、泄泻：干姜可温中散寒止痛，故亦常用于治疗呕吐、泄泻等症。

（3）亡阳证：干姜性味辛热，入心、脾、肾经，有温阳守中、回阳通脉的功效。

（4）寒饮咳喘：干姜辛热，入肺经，善温肺散寒化饮。

（5）蛔厥：干姜味辛性热，主入脾胃而善温中散寒。

（6）寒积便秘：干姜辛热，既能温中散寒，又可回阳通脉。

（7）水肿证：干姜味辛性热，能温中散寒，健运脾阳。

【用法用量】水煎服，3~10g。

【现代应用】治疗急性胃肠炎、小儿腹泻、急性肠梗阻、褥疮、肛裂等。

【使用注意】干姜辛热燥烈，阴虚内热、血热妄行者忌用。

【附方】理中丸（《伤寒论》）：人参、白术、甘草（炙）、干姜各三两。研细末，炼蜜为丸，如鸡子黄许大，每次一丸，温开水送服，每日二至三次；或作汤剂。功效：温中祛寒，补气健脾。主治：脾胃虚寒证。脘腹绵绵作痛，喜温喜按，呕吐，大便稀溏，脘痞食少，畏寒肢冷，口不渴，舌淡苔白润，脉沉细或沉迟无力；或阳虚失血，便血、吐血、衄血或崩漏等，血色暗淡，质清稀；或脾胃虚寒所致的胸痹；或病后多涎唾；或小儿慢惊等。

79. 胡芦巴

【原文】胡芦巴[1]治虚冷之疝气。

【注释】

[1] 胡芦巴：又称苦豆、季豆，为豆科植物胡芦巴的成熟种子。

【性味】苦，温。

【归经】归肾经。

【功效】温肾助阳，散寒止痛。

【主治】

（1）寒疝腹痛，腹胁胀痛：胡芦巴可温肾助阳，温经止痛，用于治疗肾阳不足、寒凝肝脉、气血凝滞所致诸疾。

（2）足膝冷痛，寒湿脚气：胡芦巴性苦温，可温肾肝之阳，散筋骨寒湿。

（3）阳痿滑泄，精冷囊湿：胡芦巴可补肾助阳，用于治疗肾阳不足，命门火衰之阳痿不用、滑泄精冷等症。

【用法用量】3~10g，水煎服或入丸散。

【现代应用】控制糖尿病等。

【使用注意】阴虚火旺者忌用。

【附方】胡桃散（《普济方》）：胡芦巴、桃仁（去皮尖，炒）各等分。为末，酒调二钱，食前服。功效：温肾助阳，行气止痛。主治：疝气。

80. 卷柏

【原文】生卷柏破癥瘕[1]而血通。

【注释】

[1] 癥瘕：腹中结块的病。坚硬不移动，痛有定处者为"癥"；聚散无常，痛无定处者为"瘕"。

【性味】辛，平。

【归经】归肝、心经。

【功效】活血通经。

【主治】经闭痛经，癥瘕痞块，跌仆损伤。卷柏炭化瘀止血，用于吐血、崩漏、便血、脱肛。

【用法用量】水煎服，4.5～10g。外用适量，研末敷。

【现代应用】治疗消化性溃疡、顽固性失眠、流行性感冒等。

【使用注意】孕妇慎用。

【附方】卷柏散（《世医得效方》）：卷柏、黄芪各等分。为末，每服二钱，米饮调下。功效：活血止血，益气止痛。主治：脏毒下血。

81. 白术

【原文】白术消痰壅、温胃，兼止吐泻。

【性味】苦、甘，温。

【归经】归脾、胃经。

【功效】补气健脾，燥湿利水，止汗，安胎。

【主治】

（1）脾胃气虚：白术甘温，入脾、胃经，有良好的补气健脾作用。用于治疗脾胃气虚，运化失常引起的气短倦怠、面色萎黄、食少腹胀、饮食不化等症，单用即效。

（2）脾虚湿盛，痰饮水肿，泄泻，带下："脾为生痰之源"，脾虚水湿停滞，则聚为内生痰饮。白术补气健脾绝其源，燥湿利气开其流，故为治痰饮水肿的良药。白术甘温能健脾，苦温能燥湿，亦常用于脾虚失运、土不制水、湿浊内盛引起的泄泻、带下等。

（3）自汗盗汗：白术可补脾胃、实肌腠、固表止汗，为补气固表之良药。对于表虚自汗，单用即效。

（4）胎动不安：白术能健脾益气，脾健气旺，胎儿得养则安，主要用于治疗妇女妊娠脾虚气弱、生化无源之胎动不安。

（5）风湿痹痛：《神农本草经》云白术"主风寒湿痹"。白术苦温，能健脾燥湿，故亦可用于治疗风湿痹痛诸疾。

（6）便秘：脾虚肠运失济，大便不行，则成便秘难下之症。白术健脾可助肠运，以复肠腑下行之机，故亦可用于治疗便秘。

【用法用量】水煎服，10～15g。燥湿利水宜生用，补气健脾宜炒用，健脾止泻宜炒焦用。若用于通便，可酌情加大用量。

【现代应用】治疗肝硬化腹水、梅尼埃病、急性肠炎、便秘、慢性腰痛、小儿流涎症、小儿秋冬季腹泻、子肿等。

【使用注意】阴虚燥渴、气滞胀闷者不宜。

【附方】四君子汤（《太平惠民和剂局方》）：人参（去芦）、白术、茯苓（去皮）、甘草（炙）各等分。水煎服。功效：益气健脾。主治：脾胃气虚证。面色萎白，语声低微，气短乏力，食少便溏，舌淡苔白，脉虚弱。

药性赋

82. 菖蒲（石菖蒲）

【原文】菖蒲[1]开心气、散冷，更治耳聋。

【注释】

[1] 菖蒲：指石菖蒲，为天南星科植物石菖蒲的干燥根茎。

【性味】辛、苦，温。

【归经】归心、胃经。

【功效】开窍宁神，化湿和胃。

【主治】

（1）痰蒙清窍，神志昏迷：石菖蒲气香，辛开苦燥温通，故能通关开窍并辟秽浊、祛痰湿，为治痰湿秽浊蒙闭清窍所致神志昏乱等症之佳品。

（2）湿浊中阻，脘痞胀痛：石菖蒲辛苦芳香，能化湿醒脾、行气除胀、开胃进食，故为治疗湿浊中阻、胸腹胀满、脘闷不饥、痞塞疼痛的良药。

（3）噤口痢：石菖蒲有较好的芳香化湿、燥湿作用，又味辛，能行胃肠之气，故与清热燥湿、行气导滞之品配伍，对湿浊热毒蕴结肠中所致的噤口痢不思饮食、呕恶不纳、下利频繁者有良效。

（4）健忘、失眠、耳鸣、耳聋、目生云翳：石菖蒲入心经，能开心窍、益心智、安心神、聪耳明目。

（5）痈疽疮疡，喉痹肿痛：石菖蒲辛行苦泄，可促进血行、消散痈肿，故《经验方》治痈疽发背用石菖蒲捣贴，或捣末以水调涂；石菖蒲善燥湿、化湿，故对湿疮流水亦有效验，如

《本草衍义》用石菖蒲研末外用于遍身生疮、黏着衣被的热毒湿疮，数日之内其疮如失。

（6）赤白带下，阴囊湿痒：石菖蒲味苦燥湿、芳香化湿，故常用于湿邪下注所致的阴囊湿痒及妇女赤白带下。

（7）风湿痹痛：石菖蒲味辛行散，可祛风通络，且苦能燥湿、温可散寒，故可用于风寒湿痹、肢体关节疼痛。

（8）胸痹心痛：石菖蒲入心经，性味辛温，可开心窍宽胸、通脉止痛，故亦用于气滞血瘀之胸痹心痛或寒浊凝滞之心腹冷痛。

此外，石菖蒲也用于跌打损伤、瘀滞肿痛，有消肿止痛之功。

【用法用量】水煎服，5～10g，鲜品加倍。外用适量。

【现代应用】治疗肺性脑病、神经衰弱、前列腺增生、皮肤病、失音、颈椎病、小儿久咳不愈、慢性咽喉疾病、神经性呕吐、癫痫大发作等。

【使用注意】阴虚阳亢、汗多、精滑者慎服。

【附方】孔圣枕中丹（《备急千金要方》，原名孔子大圣枕中方）：龟甲、龙骨、远志、菖蒲各等分。为末，食后服方寸匕，日三次，黄酒送服，常服令人大聪。功效：补肾宁心，益智安神。主治：心肾阴亏证。健忘失眠，心神不安，或头目眩晕，舌红苔薄白，脉细弦。

83. 丁香

【原文】丁香快脾胃而止吐逆。

【性味】辛，温。

【归经】归脾、胃、肾经。

【功效】温中降逆，散寒止痛，温肾助阳。

【主治】

（1）胃寒呕吐、呃逆：丁香辛温芳香，可暖脾胃而行气滞，尤善降逆，故有温中散寒、降逆止呕止呃之功，为治胃寒呕逆之要药。

（2）胃寒脘腹冷痛：丁香能温中散寒止痛。

（3）肾虚阳痿、宫冷：丁香性味辛温，入肾经，有温肾助阳起痿之功。

此外，丁香外用可治癣症，以丁香的酒精浸液或煎液涂擦患处。

【用法用量】水煎服，1.5～6g。外用适量。

【现代应用】治疗急性胃肠炎、泄泻、呃逆、乙型肝炎等消化系统疾病，痹病，头痛，妊娠剧吐，婴幼儿腹泻，足癣，口腔溃疡，牙痛等。

【使用注意】热证及阴虚内热者忌用。畏郁金。

【附方】丁香柿蒂汤（《症因脉治》，原书未著用量）：丁香，柿蒂，人参，生姜。水煎服。功效：温中益气，降逆止呃。主治：胃气虚寒证。呃逆不已，胸痞脉迟。

84. 良姜（高良姜）

【原文】良姜[1]止心气痛之攻冲。

【注释】

[1]良姜：即高良姜，为姜科植物高良姜的干燥根茎。

【性味】辛，热。

【归经】归脾、胃经。

【功效】散寒止痛，温中止呕。

【主治】

（1）胃寒冷痛：高良姜辛散温通，善散寒温中止痛，常用于胃寒脘腹冷痛。

（2）胃寒呕吐：高良姜味辛性热，能温散寒邪、和胃止呕，常用于胃寒呕吐。

（3）诸寒疟疾：高良姜辛散温通，能温散寒邪，故可治诸寒疟疾。

（4）牙痛、腮颊肿痛：高良姜能散寒止痛，可用于风牙疼痛，不拘新久，亦治腮颊肿痛。

【用法用量】水煎服，3～10g；研末服，每次3g。

【现代应用】治疗胃痛、心绞痛等。

【使用注意】阴虚有热者禁服。

【附方】良附丸（《良方集腋》）：高良姜（酒洗七次，焙，研）、香附子（醋洗七次，焙，研）各等分。为细末，作散剂或水丸。功效：行气疏肝，祛寒止痛。主治：肝胃气滞寒凝证。胃脘疼痛，胸胁胀闷，畏寒喜温，苔白脉弦，以及妇女痛经等。

85. 肉苁蓉

【原文】肉苁蓉填精益肾。

【性味】甘、咸，温。

【归经】归肾、大肠经。

【功效】补肾阳，益精血，润肠燥。

【主治】

（1）肾阳不足，阳痿早泄，宫冷不孕：肉苁蓉甘温助阳，味咸入血，可益精补血，且温而不热，补而不腻，为平补之剂。

（2）腰酸足软，筋骨痿弱：肉苁蓉可补肾阳、益精血，可用于肾阳不足、精亏血少所致的腰膝冷痛、筋骨无力、足弱筋痿等症。

（3）耳鸣耳聋，健忘失眠：肉苁蓉能平补肾精，补力和缓从容，不峻不烈，可用于肾虚耳聋、耳内虚鸣、髓海空虚、健忘失眠等症。

（4）肾虚精亏，消中易饥：肉苁蓉可补阳益精，补而不峻，适用于劳欲过度、肾虚精亏所致的消谷善饥之中消及烦渴多饮、多食善饥、小便频数之三消证。

（5）肾虚精亏，遗溺白浊：肉苁蓉可补肾益精，且暖而不燥、滑而不泄，适用于肾虚精亏、白浊遗溺等症。

（6）津伤血枯，肠燥便秘：肉苁蓉甘温质润，无燥烈之害，能温养精血而润燥滑肠，用于虚人、老人津枯便秘、阳虚便秘尤宜。

【用法用量】水煎服，10~15g；单用大剂量煎服，可用至30g。

【现代应用】治疗子宫肌瘤、功能性子宫出血等。

【使用注意】阴虚火旺及便溏腹泻者忌服，胃肠实热而大便干结者不宜用。

【附方】济川煎（《景岳全书》）：当归三至五钱，牛膝二钱，肉苁蓉（酒洗去咸）二至三钱，泽泻一钱半，升麻五分至七分或一钱，枳壳一钱。水煎服。功效：温肾益精，润肠通便。主治：肾阳虚弱，精津不足证。大便秘结，小便清长，腰膝酸软，头目眩晕，舌淡苔白，脉沉迟。

86. 石硫黄（硫黄）

【原文】石硫黄[1]暖胃驱虫。

【注释】

[1]石硫黄：即硫黄，为自然元素类矿物硫族自然硫。

【性味】酸，温。有毒。

【归经】归肾、大肠经。

【功效】外用解毒杀虫疗疮，内服补火助阳通便。

【主治】

（1）疥疮顽癣，湿疹瘙痒：硫黄外用能解毒杀虫，燥湿止痒。《本草求真》谓其"能外杀疮疥一切虫蛊恶毒"，为皮肤科外用之佳品，尤为治疥疮之要药。《肘后方》治疥疮皮肤奇痒难忍者，取硫黄为末，麻油调涂。

（2）痈疽恶疮：硫黄酸温有毒，外用能解毒杀虫，收敛疗疮，可用于治疗毒热内蕴，气血凝滞而憎寒壮热、红肿焮痛的疮痈。

（3）肾虚寒喘，阳痿精冷：硫黄乃纯阳之品，入肾经，能大补命门真火而助元阳，故《本草求真》云"命门火衰，服附、桂不能补者，须服硫黄补之，为补虚助阳圣药"。硫黄常用于肾阳衰微、下元虚冷。

（4）冷泄、便秘：硫黄纯阳，其性温热，善温补命火而生土，暖脏腑化阴气而祛寒。治元脏虚寒、火不暖土所致的虚极冷泄腹痛或五更泄泻时，用硫黄可补火益土，暖脾止泻，《普济方》单用硫黄为末，溶黄蜡拌丸服。

此外，硫黄还可用于阴寒内盛、凝滞冷痛等。

【用法用量】内服：研末，1~3g，入丸散。外用：适量，研末撒敷或香油调涂。

【现代应用】治疗疥疮、癣病、湿疹、白癜风、疱疮、蛲虫病、酒渣鼻、慢性泄泻、便秘、慢性支气管炎、阳痿、遗尿、红皮病、高血压、中心性视网膜炎、坐骨神经痛、便血、慢性胃炎等。

【使用注意】阴虚火旺者、孕妇忌服。畏朴硝。

【附方】半硫丸（《太平惠民和剂局方》）：半夏（汤浸七次，焙干，为细末）、硫黄（明净好者，研令极细，用柳木槌子杀过）各等分。以生姜汁同熬，入干蒸饼末搅和匀，入臼内杵数百下，如梧桐子大，温酒或生姜汤下十五至二十丸。功效：温肾逐寒，通阳开秘。主治：心腹一切痃癖冷气及年高风秘冷秘。

87. 胡椒

【原文】胡椒主去痰而除冷。

【性味】辛，热。

【归经】归胃、大肠经。

【功效】温中止痛，下气消痰。

【主治】

（1）胃寒脘腹冷痛，呕吐泄泻：胡椒味辛性热，能温中散寒止痛，常用于治疗胃寒脘腹冷痛、呕吐，可单用研末入猪肚中炖服。

（2）癫痫：胡椒辛散温通，能下气行滞、消痰宽胸，故可治痰气郁滞、蒙蔽清窍之癫痫痰多。

（3）风虫牙痛：胡椒能散寒止痛。

（4）蜈蚣咬伤：以胡椒研末，调敷患处，可治蜈蚣咬伤。

【用法用量】水煎服，2～4g；研末服，每次0.5～1g。外用适量。

【现代应用】治疗胃痛、小儿腹泻、牙痛、冻疮等。

【使用注意】阴虚有火者忌服。

【附方】胡椒方（《幼科指南》）：胡椒一味。为末，姜汁调敷脐上。功效：温里散寒止泻。主治：泄泻。

88. 秦椒（花椒）

【原文】秦椒[1]主攻痛而去风。

【注释】

[1]秦椒：即花椒，为芸香科植物青椒或花椒的干燥成熟果皮。

【性味】辛，热。

【归经】归脾、胃、肾经。

【功效】温中止痛，杀虫，止痒。

【主治】

（1）中寒腹痛，寒湿吐泻：花椒辛散温燥，入脾、胃经，长于温中燥湿、散寒止痛、止呕止泻。

（2）虫积腹痛：花椒有驱蛔杀虫之功。

（3）湿疹瘙痒，妇人阴痒：花椒有杀虫燥湿止痒之功，可单用。

（4）肾虚喘咳：花椒上入肺经以散寒止嗽，下达肾经以纳气平喘，故可用于治疗阳虚喘咳、腰痛足冷等症。

【用法用量】水煎服，3～10g。外用适量。

【现代应用】治疗蛔虫性肠梗阻、胆道蛔虫病、蛲虫病、绦虫病、霉菌性阴道炎、牙痛等。

【使用注意】阴虚火旺者忌服。孕妇慎用。

【附方】秦椒散（方出《太平圣惠方》，名见《圣济总录》）：白芷一两，旋覆花一两，秦椒（去目及闭口者，微炒去汗）一两，桂心二两。为细散，每服以井花水调下二钱，日三次，三十日黑。功效：补虚益发，延年驻颜。主治：须发早白。

89. 吴茱萸

【原文】吴茱萸疗心腹之冷气。

【性味】辛、苦，热。有小毒。

【归经】归肝、脾、胃、肾经。

【功效】散寒止痛，温中止呕，助阳止泻。

【主治】

（1）头痛：吴茱萸味辛能散，性热祛寒，能温经散寒止痛，可用于治疗厥阴头痛、干呕吐涎沫、苔白脉迟等。

（2）胃寒呕吐、呃逆：吴茱萸辛散苦泄，性热祛寒，能散寒止痛，还能疏肝解郁、降逆止呕，兼能制酸止痛。

（3）虚寒泄泻：吴茱萸性味辛热，能温脾助阳止泻，为治脾肾阳虚、五更泄泻的常用药，亦可用于治疗湿热泻痢、腹中挛急疼痛。

（4）口疮口疳，咽喉作痛：吴茱萸研末醋调涂足心，能引火下行，故可治肾火、上热下寒、口疮口疳、咽喉作痛等，现代临床配伍用以治疗高血压。

（5）湿疹、湿疮：吴茱萸味苦能燥湿，可治湿疹、湿疮。

【用法用量】水煎服，1.5～6g。外用适量。

【现代应用】治疗小儿腹泻、呃逆、小儿多涎症、高血压、小儿支气管炎、腮腺炎、蛲虫病、疥疮、湿疹、复发性口腔溃疡、小儿口疮、绝经前后诸证等。

【使用注意】吴茱萸辛热燥烈，易耗气动火，故不宜多用、久服。阴虚有热者忌用。

【附方】吴茱萸汤（《伤寒论》）：吴茱萸（洗）一升，人参三两，生姜（切）六两，大枣（擘）十二枚。水煎服。功效：温中补虚，降逆止呕。主治：肝胃虚寒，浊阴上逆证。食后泛泛欲呕，或呕吐酸水，或干呕，或吐清涎冷沫，胸满脘痛，颠顶头痛，畏寒肢凉，甚则伴手足逆冷，大便泄泻，烦躁不宁，舌淡苔白滑，脉沉弦或迟。

90. 灵砂

【原文】灵砂[1]定心脏之怔忡[2]。

【注释】

[1] 灵砂：为人工合成品。系以水银、硫黄为原料，经加热升华而成，含硫化汞99%以上，毒性较朱砂更大。

[2] 怔忡：怔忡是指现代医学中各种类型的重症心律失常，其症状以阵发或持续发作为特点，患者自觉心中剧烈跳动。

【性味】甘，温；有毒。

【归经】归心经。

【功效】祛痰降逆，安神定惊。

【用法用量】研末，每次0.3~1g；或入丸、散。

【现代应用】治疗疥癣、恶疮，用于攻毒杀虫，燥湿止痒。外用为主。

【使用注意】不宜久服，不能过量服用。虚证者慎服。孕妇禁用。入药忌用火煅。

【附方】灵砂玄明散（《古今医统大全》）：灵砂一钱，玄明粉三钱。为末，每服五分，拌豆腐吃下毕，饮酒一杯。功效：降逆祛痰。主治：反胃噎食，肠结呕吐。

91. 荜澄茄

【原文】散肾冷、助脾胃，须荜澄茄[1]。

【注释】

[1]荜澄茄：又名尾胡椒，为樟科植物山鸡椒的干燥成熟果实。

【性味】辛，温。

【归经】归脾、胃、肾、膀胱经。

【功效】温中散寒，行气止痛。

【主治】

（1）胃寒脘腹冷痛、呕吐、呃逆：荜澄茄辛散温通，能温中散寒止痛，故可治胃寒脘腹冷痛、呕吐、呃逆，功似荜茇，可单用。

（2）脾虚食少：荜澄茄能温中散寒，行气化滞。

（3）寒疝腹痛：荜澄茄味辛性温，能散寒行气止痛。

（4）虚寒之小便不利、尿液混浊：荜澄茄辛温，入肾、膀胱经，能温暖下元。

（5）无名肿毒：可用鲜荜澄茄，捣烂外敷患处。

【用法用量】水煎服，2~5g。外用适量。

【现代应用】治疗胃寒冷痛、冠心病、脑血栓形成、慢性气管炎及慢性支气管炎、阿米巴痢疾、牙痛等。

【使用注意】阴虚火旺之人忌食，干燥综合征、结核病、糖尿病患者忌食。

【附方】荜澄茄汤（《圣济总录》）：荜澄茄、高良姜各三分。粗捣筛，每服二钱匕，水煎，入醋少许，搅匀，热服，不拘时。功效：温中散寒，行气止痛。主治：伤寒呕哕，日夜不止。

92. 蓬莪术（莪术）

【原文】疗心痛、破积聚，用蓬莪术[1]。

【注释】

[1]蓬莪术：即莪术，为姜科植物蓬莪术、广西莪术或温郁金的干燥根茎。

【性味】辛、苦，温。

【归经】归肝、脾经。

【功效】破血行气，消积止痛。

【主治】

（1）气滞血瘀，癥瘕积聚：莪术破血祛瘀作用强烈，多用于气滞血瘀证。用于治疗瘀阻日久而成的癥瘕痞块，常与削坚消痞之品同用。

（2）血瘀经闭，心腹气痛：莪术辛散温通，能破血通经、行气止痛。

（3）食积不化，脘腹胀痛：莪术辛能行气，有消积止痛的作用。

（4）跌打损伤，瘀肿疼痛：莪术能破血祛瘀，还能消肿止痛，尚可用于治疗跌打损伤导致的瘀血肿痛，常与其他祛瘀疗伤之品同用。

【用法用量】内服，入汤剂3～15g，醋制后可增强祛瘀止痛作用。

【现代应用】治疗慢性支气管炎、泌尿系结石、孕中期引产蜕膜残留等。

【使用注意】莪术破血力强，月经过多者及孕妇忌用。

【附方】温经汤（《妇人大全良方》）：当归、川芎、肉桂、莪术（醋炒）、牡丹皮各五分，人参、牛膝、甘草各七分。水煎服。功效：温经补虚、化瘀止痛。主治：血海虚寒，血气凝滞证。月经不调，脐腹作痛，脉沉紧。

93. 缩砂（砂仁）

【原文】缩砂[1]止吐泻安胎、化酒食之剂。

【注释】

[1] 缩砂：即砂仁，为姜科植物阳春砂、绿壳砂或海南砂的干燥成熟果实。

【性味】辛，温。

【归经】归脾、胃、肾经。

【功效】化湿开胃，温脾止泻，理气安胎。

【主治】

（1）脾胃气滞，湿阻中焦：砂仁气辛性温，能散能通，入脾、胃经，长于化湿行气温中，有醒脾和胃之功。大凡脾胃湿阻及气滞所致的脾胃不和、脘腹胀痛均可选用，尤宜用于寒湿气滞诸证。

（2）虚寒吐泻，冷痢：砂仁辛香性温，能温中健脾而止泄泻，和胃调中而止呕。常用于治疗虚寒吐泻，冷痢。

（3）胎动不安，妊娠恶阻，心腹疼痛：砂仁能行气和中安胎，常用于肝气郁结失于疏泄，冲脉之气上逆，胃失和降所致的妊娠恶阻，见于妊娠初期呕吐酸水或苦水。

（4）奔豚，口舌生疮：砂仁辛香走窜，善和五脏，能下气归原，故常可用于治疗肾气内动、冲逆于上之奔豚，以及真元亏耗、虚火上炎所致的口舌生疮。

【用法用量】5～10g，水煎宜后下，也可入丸散。用时捣碎。

【现代应用】治疗呃逆、呕吐、乳腺炎、溃疡病、消化不良、晚期肝硬化腹水等。

【使用注意】阴虚血燥者慎用。

【附方】香砂六君子汤（《古今名医方论》）：人参一钱，白术二钱，茯苓二钱，甘草七分，陈皮八分，半夏一钱，砂仁八分，木香七分，生姜二钱。水煎服。功效：益气健脾，行气化痰。主治：脾胃气虚，痰阻气滞证。呕吐痞闷，不思饮食，脘腹胀痛，消瘦倦怠，或气虚肿满。

94. 附子

【原文】附子疗虚寒反胃、壮元阳之方。

【性味】辛、甘，大热。有毒。

【归经】归心、肾、脾经。

【功效】回阳救逆，助阳补火，散寒止痛。

【主治】

（1）亡阳证：附子为纯阳燥烈之品，效力强大，能上助心阳以通脉，中温脾阳而散寒，下补肾阳以益火，能复散失之元阳，有回阳于顷刻之功效，为"回阳救逆第一品药"。

（2）阳虚阳痿，宫冷不孕不育：附子辛甘温煦，有峻补元阳、益火消阴之效。

（3）阳虚久泻久痢：附子味辛甘性大热，能峻补元阳、益火消阴，可逐退在内之阴寒，急回外越之阳气，消除格拒之势。

（4）阳虚水肿：附子能温脾肾之阳，助气化而行水湿。

（5）阴黄证：附子辛甘温煦，能温脾散寒。

（6）阳虚外感风寒：附子能补火助阳，温经散寒。

（7）寒痹：附子辛散温通，能通行十二经脉，并逐风寒湿邪，故有较强的散寒止痛作用。凡风寒湿痹周身骨节疼痛者，每多用之，尤善治寒痹痛剧者。

（8）虚寒头痛证：附子味辛甘性大热，补火助阳、温经散寒止痛力强，可治风寒流注，偏正头痛，经久不愈。

（9）胸痹：附子辛散温通，能温阳化气，助心行血，故可用于治疗阳不化气，湿蔽胸阳所致胸痹，心前区阵发性绞痛，舌体淡胖者。

（10）虚寒腹痛：附子味辛甘性大热，能补肾火而助肾阳，又能温脾阳。

（11）虚寒腹痛便秘：附子大辛大热，能温散寒邪，振奋心阳。

（12）虚寒痛经：附子味辛甘性大热，既能补肾火而助肾阳，又能温经散寒止痛。

【用法用量】水煎服，3～15g，宜先煎0.5～1小时，至口尝无麻辣感为度。

【现代应用】治疗病态窦房结综合征、心律失常、心力衰竭、休克、慢性支气管炎、支气管哮喘、妊娠腹冷胀痛、新生儿硬皮病、小儿长期腹泻等。

【使用注意】附子辛热燥烈，凡阴虚阳亢者及孕妇忌用。反半夏、瓜蒌、贝母、白蔹、白及。附子有毒，内服须经炮制。若内服过量，或炮制、煎煮方法不当，可引起中毒。

【附方】四逆汤（《伤寒论》）：甘草（炙）二两，干姜一两半，附子（生用，去皮，一枚）破八片。水煎服。功效：回阳救逆。主治：心肾阳衰寒厥证。四肢厥逆，恶寒蜷卧，神衰欲寐，面色苍白，腹痛下利，呕吐不渴，舌苔白滑，脉微细。

95. 白豆蔻（豆蔻）

【原文】白豆蔻[1]治冷泻。

【注释】

[1]白豆蔻：即豆蔻，为姜科植物白豆蔻或爪哇白豆蔻的干燥成熟果实，用时去壳取仁，又名白蔻仁。

【性味】辛，温。

【归经】归肺、脾、胃经。

【功效】化湿行气，温中止呕。

【主治】

（1）湿阻中焦，脾失健运：豆蔻辛温芳香，能运湿浊、健脾胃而行气化湿，常用于湿阻中焦、脾胃气滞诸证。

（2）湿温证，暑温挟湿证：豆蔻可温中化湿，和畅中焦。

（3）呕吐，胃寒，气逆。

（4）噎膈，酒毒，寒疟：《本草纲目》载豆蔻能够治疗噎膈。

【用法用量】3～6g，入汤剂宜后下；宜入丸散。

【现代应用】能促进胃液分泌，兴奋肠管蠕动，驱除肠内积气、止呕。

【使用注意】阴虚血燥、肺胃火盛、未见寒湿者忌服。

【附方】藿朴夏苓汤（《感证辑要》引《医原》）：藿香二钱，半夏钱半，赤苓三钱，杏仁三钱，生苡仁四钱，白蔻仁一钱，通草一钱，猪苓三钱，淡豆豉三钱，泽泻钱半，厚朴一钱。水煎服。功效：解表化湿。主治：湿温初起，身热恶寒，肢体倦怠，胸闷口腻，舌苔薄白，脉濡缓。

96. 乳香

【原文】疗痈止痛于乳香。

【性味】辛、苦，温。

【归经】归心、肝、脾经。

【功效】活血行气止痛，消肿生肌。

【主治】

（1）血瘀气滞，心腹诸痛，风湿痹痛，跌打损伤：乳香辛散温通，既能活血化瘀，又能行气散滞，为治疗气滞血瘀常用之品，尤多用于各种痛症，故临床应用范围甚广。

（2）疮疡、痈疽、疔毒、肠痈：乳香能活血消肿止痛，去腐生肌。

【用法用量】水煎服，3～10g。外用适量。

【现代应用】治疗肝炎后肝区疼痛、乳核、急性阑尾炎、各种感染、肛裂、烧烫伤等。

【使用注意】孕妇及无瘀滞者忌用。乳香味苦气浊，易致恶心，故胃弱者慎用。

【附方】七厘散（《同寿录》）：上朱砂（水飞净）一钱二分，真麝香一分二厘，梅花冰片一分二厘，净乳香一钱五分，红花一钱五分，明没药一钱五分，瓜儿血竭一两，粉口儿茶二钱四分。为极细末，瓷瓶收贮，黄蜡封口，贮久更妙。治外伤，先以药七厘，烧酒冲服，复用药以烧酒调敷伤处。如金刃伤重急用此药干掺。功效：散瘀消肿，定痛止血。主治：跌打损伤，筋断骨折之瘀血肿痛，或刀伤出血。并治无名肿毒，烧伤烫伤等。伤轻者不必服，只用敷。

97. 红豆蔻

【原文】红豆蔻[1]止吐酸。

【注释】

[1] 红豆蔻：为姜科植物大高良姜的干燥成熟果实。

【性味】辛，温。

【归经】归脾、胃经。

【功效】温中散寒，行气止痛。

【主治】寒湿所致的脘腹冷痛，呕吐，泄泻，不欲饮食；亦可研末掺牙，治疗风寒牙痛。

【用法用量】3～6g，入汤剂，生用。

【现代应用】治疗寒性胃溃疡、高血糖等。

【使用注意】阴虚有热者忌用。

【附方】红豆蔻丸（《太平圣惠方》）：红豆蔻（去皮）、荜茇、桂心、白术、当归（研，微炒）、人参（去芦头）各半两，附子（炮裂，去皮、脐）一两，白豆蔻（去皮）三分，干姜（炮裂，锉）半两，陈橘皮（汤浸，去白瓤，焙）三分，川椒（去目及闭口者，微炒去汗）三分。捣为末，炼蜜和捣二三百杵，丸如梧桐子大。不计时候，以生姜汤下三十丸。功效：温阳健脾，行气化湿消食。主治：腹痛体冷，呕吐，不欲食。

98. 干漆

【原文】消血杀虫于干漆。

【性味】辛，温。有毒。

【归经】归肝、脾经。

【功效】破瘀血，消积，杀虫。

【主治】用于妇女闭经，瘀血癥瘕，虫积腹痛。

【用法用量】2.5～4.5g，入丸散服。

【现代应用】治疗瘰病、痹病、冠心病等。

【使用注意】孕妇及体虚无瘀者慎用。畏蟹，忌同食。

【附方】大黄䗪虫丸（《金匮要略》）：大黄（蒸）十分，黄芩二两，甘草三两，桃仁一升，杏仁一升，芍药四两，干地黄十两，干漆一两，虻虫一升，水蛭百枚，蛴螬一升，䗪虫半升。上十二味，末之，炼蜜和丸小豆大，酒饮服五丸，日三服。功效：祛瘀生新。主治：五劳虚极。形体羸瘦，腹满食少，肌肤甲错，两目无神，目眶暗黑，舌有瘀斑，脉沉涩或弦。

【原文】鹿茸生精血，腰脊崩漏之均补。

【性味】甘、咸，温。

【归经】归肾、肝经。

【功效】补肾助阳，生精益血，强筋健骨，调理冲任。

【主治】

（1）肾阳不足，阳痿早泄，宫冷不孕：鹿茸甘温壮阳，味咸入血益精填髓，为补肾壮阳之要药。故可用于治疗肾阳不足，精血亏虚，阳痿早泄，宫冷不孕，遗精滑精，遗尿尿频，耳鸣耳聋，肢冷神疲等症。可单用研末。

（2）精血不足之骨软行迟、神疲消瘦：鹿茸味咸入血，且为血肉有情之品，入肝、肾经，"肾藏精主骨，肝藏血主筋"，故鹿茸可滋补肝肾，生精益血，为强筋健骨之要药。用于治疗肝肾不足，筋骨痿软或小儿骨软，行迟齿迟，囟门不合等症，经验方单用鹿茸粉1~2.5g吞服。

（3）冲任虚寒，崩漏不止，带下过多：鹿茸可补益肝肾，调理冲任，有固崩止带之功。

（4）阴疽内陷，久溃不敛，脓出清稀：鹿茸可补肾壮阳，温补精血，外托疮毒。

【用法用量】1~2g，研粉冲服，每日3次分服，或入丸散，随方配制。

【现代应用】治疗阳痿、不育症、遗尿症、肾虚泄泻、疲劳、再生障碍性贫血、血小板减少症、房室传导阻滞、尿路结石、新生儿硬皮症等。

【使用注意】服用本品宜从小量开始，缓缓增加，不宜骤用大量，以免升阳动风，致头晕目赤，伤阴动血。凡阴虚阳亢、血分有热、胃火炽盛、肺有痰热、外感热病者忌服。

【附方】十补丸（《济生方》）：附子（炮，去皮、脐）、五味子、山茱萸（取肉）、山药（锉炒）、牡丹皮（去木）、熟地黄（洗，酒蒸）各二两，鹿茸（去毛，酒蒸）一钱，肉桂（去皮，不见火）一钱，白茯苓（去皮）、泽泻各一两。为细末，炼蜜为丸，如梧桐子大，每服七十丸，盐酒、盐汤服下。功效：补肾阳，益精血。主治：肾阳虚损，精血不足证。面色黧黑，足冷足肿，耳鸣耳聋，肢体羸瘦，足膝软弱，小便不利，腰脊疼痛。

100. 虎骨

【原文】虎骨[1]壮筋骨，寒湿毒风之并袪。

【注释】

[1] 虎骨：现用狗骨代。

【性味】甘、辛，微温。

【归经】归肝，肾经。

【功效】袪风通络，强筋健骨。

【主治】风湿痹痛，腰膝酸软。

【用法用量】5～10g。入药当用油炸，宜酒浸或研末为丸散服。

【现代应用】现已禁用，可用狗骨等作为替代品。

【使用注意】血虚火盛者不宜服。

【附方】虎潜丸（《丹溪心法》）：黄柏（酒炒）半斤，龟板（酒炙）四两，知母（酒炒）、熟地黄、陈皮、白芍各二两，锁阳一两半，虎骨（炙）一两（狗骨代），干姜半两。（《医方集解》所载虎潜丸尚多当归、牛膝、羊肉三味）。为细末，炼蜜为丸，每次一丸，日服两次，淡盐水或温开水送下；亦可水煎服。功效：滋阴降火，强壮筋骨。主治：肝肾不足，阴虚内热之痿证。腰膝酸软，筋骨痿弱，腿足消瘦，步履乏力，或眩晕，耳鸣，遗精，遗尿，舌红少苔，脉细弱。

101. 檀香

【原文】檀香定霍乱，而心气之痛愈。

【性味】辛，温。

【归经】归脾、胃、肺经。

【功效】行气止痛，散寒调中。

【主治】脘腹寒凝气滞证。檀香辛散温通而芳香，善调肺气，理脾气，利胸膈，有理气散寒止痛调中之功。

【用法用量】水煎服，2~5g；入丸散，1.5~3g。

【现代应用】用于防脱发，治疗湿疹、心绞痛、失眠症等。

【使用注意】阴虚火旺、实热吐衄者慎用。

【附方】丹参饮（《时方歌括》）：丹参一两，檀香、砂仁各一钱半。水煎服。功效：活血祛瘀，行气止痛。主治：血瘀气滞之心胃诸痛。

102. 鹿角

【原文】鹿角[1]秘精髓[2]，而腰脊之痛除。

【注释】

[1]鹿角：为鹿科动物马鹿或梅花鹿已骨化的角或锯茸后

翌年春季脱落的角基，分别习称马鹿角、梅花鹿角、鹿角脱盘。

［2］秘精髓：填精益髓。

【性味】咸，温。

【归经】归肝、肾经。

【功效】温肾阳，强筋骨，兼能行血消肿。

【主治】阳痿、遗精、腰脊冷痛、阴疽、疮疡、乳痈初起、瘀血肿痛等症。

【用法用量】水煎服或研末服，6～15g；外用适量，磨汁涂或研末敷。

【现代应用】可以作为鹿茸的代用品，但药力较弱。

【使用注意】阴虚火旺者不宜。

【附方】龟鹿二仙胶（《医便》）：鹿角（用新鲜麋鹿杀角，解的不用，马鹿角不用，去角脑梢角二寸绝断，劈开，净用）十斤，龟板（去弦，洗净，捶碎）五斤，人参十五两，枸杞子三十两。用铅坛熬胶，初服酒服一钱五分，渐加至三钱。功效：滋阴填精，益气壮阳。主治：真元虚损，精血不足证。全身瘦削，阳痿遗精，两目昏花，腰膝酸软，久不孕育。

103. 米醋

【原文】消肿益血于米醋[1]。

【注释】

［1］米醋：又名苦酒。

【性味】酸、甘，温。

【归经】归肝、胃经。

【功效】散瘀，止血，解毒，杀虫。

【主治】产后血晕，癥瘕积聚；吐血衄血，便血；虫积腹痛；鱼肉菜毒，痈肿疮毒。

【用法用量】水煎服，10～30mL；或浸渍，或拌制。外用适量，含漱，或调药敷，或熏蒸，或浸洗。

【现代应用】米醋是一种非常好的调味品，适用于蘸食或炒菜。研究表明常吃米醋对预防心脑血管疾病有益。

【使用注意】脾胃湿重、痿痹、筋脉拘挛者慎服。

【附方】黄芪芍桂苦酒汤（《金匮要略》）：黄芪五两，芍药三两，桂枝三两。以苦酒一升、水七升相和，煮取三升，温服一升，当心烦，服至六七日乃解。若心烦不止者，以苦酒阻故也。功效：通阳益气，调和营卫，清化湿邪。主治：黄汗病。身体肿（一作重），发热汗出而渴，状如风水，汗沾衣，色正黄如药汁，脉沉。

104. 紫苏

【原文】下气散寒于紫苏[1]。

【注释】

[1]紫苏：包括紫苏叶、紫苏梗。

【性味】辛，温。

【归经】归肺、脾经。

【功效】紫苏叶解表散寒，行气和胃；紫苏梗理气宽中，止痛，安胎。

【主治】

（1）四时感冒，兼虚挟滞：紫苏味辛气香，可疏表解肌，祛散外邪，药性温和不偏，善治四时感冒，不论寒热。

（2）麻疹瘟疫，瘴气疟疾：紫苏可疏表解肌，辛香达郁，辟秽化浊，善治时疫温病，疏散外邪。

（3）气郁气逆，疼痛咳吐：紫苏辛香，可疏郁、利气开结，善治气郁气逆的多种病症。

（4）妊娠恶阻，胎动不安：紫苏长于理气，善治妊娠气滞诸证，为理气安胎的良药。

（5）水肿脚气，口渴尿少：气行水行，气滞水聚。紫苏善于调节气机，使气行通畅，水运复常，从而消除水肿尿少之症。

【用法用量】水煎服，5～9g。外用适量，捣敷或煎水洗。

【现代应用】治疗咳喘、慢性萎缩性胃炎、呕吐、出血症等。

【使用注意】温病及气弱表虚者忌服。不宜久煎。

【附方】香苏散（《太平惠民和剂局方》）：香附子（炒香，去毛）、紫苏叶各四两，甘草（炙）一两，陈皮（不去白）二两。为粗末，每服三钱；若作细末，只服二钱。现多作汤剂，水煎服。功效：疏散风寒，理气和中。主治：外感风寒，气郁不舒证。恶寒身热，头痛无汗，胸脘痞闷，不思饮食，舌苔薄白，脉浮。

🐉 105. 扁豆（白扁豆）

【原文】扁豆[1]助脾。

【注释】

[1]扁豆：即白扁豆，为豆科植物扁豆的干燥成熟种子。

【性味】甘，微温。

【归经】归脾、胃经。

【功效】健脾，化湿，消暑。

【主治】

（1）脾虚泄泻，湿浊带下：白扁豆味甘性微温而气香，甘温补脾而不滋腻，芳香化湿而不燥烈，有健脾养胃、化湿和中、止泻止带之功，故常用于治疗妇女脾虚湿盛，湿浊下注之白带清稀量多、体倦乏力等症，单用即效。

（2）暑湿吐泻：白扁豆入太阴气分，能通利三焦，升清降浊，消暑除湿，故常用于治疗夏暑湿伤中，脾胃不和引起的呕吐、泄泻等症，如《备急千金要方》单用白扁豆水煎，治暑湿吐泻。

（3）解药食毒：《药性论》云白扁豆"主解一切草木毒，生嚼及煎汤服"，故白扁豆亦可用于治疗药食中毒。《永类钤方》单用白扁豆生研，水绞汁饮，解砒霜毒。

此外，《肘后备急方》以白扁豆捣末外敷，治恶疮连痂痒痛。

【用法用量】水煎服，10~30g。健脾止泻宜炒用，清暑解毒宜生用。

【现代应用】治疗小儿厌食症、小儿霉菌性肠炎、溃疡性结肠炎等。

【使用注意】《新编中药炮制法（增订本）》云："扁豆内含毒性蛋白质，生用有毒，……加热后毒性作用大大减弱。"故生白扁豆研末服宜慎。

扁豆的种子有白色、黑色、红褐色等数种，入药主要用白扁豆；黑色者古名"鹊豆"，不供药用；红褐色者在广西民间称"红雪豆"，用作清肝、消炎药，治眼生翳膜。

【附方】参苓白术散（《太平惠民和剂局方》）：莲子肉

（去皮）一斤，薏苡仁一斤，缩砂仁一斤，桔梗（炒令深黄色）一斤，白扁豆（姜汁浸，去皮，微炒）一斤半，白茯苓二斤，人参二斤，甘草（炒）二斤，白术二斤，山药二斤。为细末，每服二钱，枣汤调下，小儿量岁数加减服之；现多作汤剂，水煎服。功效：益气健脾，渗湿止泻。主治：脾虚湿盛证。饮食不化，胸脘痞闷，肠鸣泄泻，四肢乏力，形体消瘦，面色萎黄，舌淡苔白腻，脉虚缓。

106. 酒

【原文】酒有行药破结之用。

【性味】辛、甘、苦，温。有毒。

【归经】归心、肝、肺、胃经。

【功效】通血脉，行药势。

【主治】风寒痹痛，筋脉挛急，胸痹心痛，脘腹冷痛。

【用法用量】内服：适量，温饮；或和药同煎，或浸药。外用：适量，单用或制成酒剂涂搽，或湿敷，或漱口。

【现代应用】制作药酒。

【使用注意】阴虚、失血及湿热甚者忌服。

【附方】瓜蒌薤白白酒汤（《金匮要略》）：瓜蒌实一枚，薤白半升，白酒七升。水煎服。功效：通阳散结，行气祛痰。主治：胸阳不振，痰气互结之胸痹轻证。胸部满痛，甚至胸痛彻背，喘息咳唾，短气，舌苔白腻，脉沉弦或紧。

107. 麝香

【原文】麝香开窍。

【性味】辛，温。

【归经】归心、脾经。

【功效】开窍醒神，活血通经，止痛，催产。

【主治】

（1）闭证神昏：麝香辛温，气极香，走窜之性甚烈，有极强的开窍通关、辟秽化浊作用，为醒神回苏之要药，故可用于各种原因引起的闭证神昏。

（2）血瘀经闭，癥瘕，心腹暴痛，跌仆伤痛，风寒湿痹：麝香辛香，能开通走窜，可行血中之瘀滞，开经络之壅遏，具有活血通经之效。

（3）疮疡肿毒，瘰疬痰核，咽喉肿痛：麝香辛香行散，有良好的活血散结、消肿止痛作用，故与活血祛瘀、清热解毒、化痰散结之品配伍，内服、外用均有良效。

（4）难产，死胎，胞衣不下：麝香辛香走窜，力达胞宫，故对妊娠者有催产、下胎作用。

（5）头痛，牙痛：麝香能活血通络，"通则不痛"，故有良好的止痛作用。

【用法用量】入丸散，0.03～0.19g。外用适量。不入煎剂。

【现代应用】治疗冠心病、血管性头痛、恶性肿瘤、慢性肝硬化、重症肝炎、支气管哮喘、风寒咳嗽、功能性便秘、脑血栓、类风湿性关节炎、面神经麻痹、尿潴留、慢性前列腺炎、老年性白内障、痛经、各种疼痛、白癜风、足癣等。

【使用注意】孕妇禁用。

【附方】当归龙荟丸（《黄帝素问宣明论方》，又名龙脑丸）：当归（焙）一两，龙胆草、栀子、黄连、黄柏、黄芩各一两，芦荟、青黛、大黄各五钱，木香一分，麝香五分。为末，炼蜜为丸，如小豆大，小儿如麻子大，每服二十丸，生姜汤下。功效：清泻肝胆实火。主治：肝胆实火证。头晕目眩，神志不宁，谵语发狂，或大便秘结，小便赤涩。

108. 葱（葱白）

【原文】葱[1]为通中发汗之需。

【注释】

[1] 葱：指葱白。

【性味】辛，温。

【归经】归肺、胃经。

【功效】发散解表，通阳散寒，解毒散结。

【主治】

（1）风寒感冒，风温初起：葱白辛温，可发散解表，适用于风寒感冒。

（2）下利脉微，四肢厥逆：葱白功专发散，通上下阳气，善治阳气不通之少阴病。

（3）产后无乳，尿闭便秘：葱白辛散温通，长于通窍，可治疗乳汁稀少及二便不通。

（4）皮肤瘙痒，痈疡跌仆：葱白可通阳散结，解毒消肿，适用于风热毒邪壅滞之皮肤瘙痒、肿痛，以及气血瘀阻、跌打伤痛。

【用法用量】水煎服，3～10g，或煮酒。外用捣敷、炒熨、煎水洗，或塞耳、鼻窍中。

【现代应用】治疗腹水、荨麻疹等。

【使用注意】表虚多汗者忌服。

【附方】白通汤（《伤寒论》）：葱白四茎，干姜一两，附子（生用，去皮，一枚）破八片。水煎服。功效：破阴回阳，宣通上下。主治：少阴病，阴盛戴阳证。手足厥逆，下利，脉微，面赤。

109. 五灵脂

【原文】五灵脂治崩漏，理血气之刺痛。

【性味】苦，咸，甘，温。

【归经】归肝经。

【功效】通利血脉，活血止痛，散瘀止血。

【主治】

（1）瘀血阻滞，胸腹诸痛：五灵脂苦咸，可温通疏泄，专入肝经血分，长于通利血脉，散瘀止痛，为治血瘀诸痛之要药。胸、胁、脘、腹刺痛，痛经、经闭，产后瘀滞腹痛及骨折肿痛均可使用。

（2）血瘀崩漏，吐血、便血：瘀血内阻、经脉不通，则血不循经而外溢。五灵脂苦泄温通，能化瘀止血，对于瘀滞出血者用之尤宜。

（3）虫蛇咬伤：五灵脂能解毒消肿，治疗虫蛇咬伤，既可内服，亦可外用。

【用法用量】水煎服，3～10g，包煎；或入丸散。外用适量。

【现代应用】治疗急性痛症、毒蛇咬伤、儿枕痛（产后子宫复旧不全）、病毒性肝炎、子宫内膜增生不孕症等。

【使用注意】血虚及无瘀滞者慎用，孕妇慎用。人参畏五灵脂，一般不宜同用。

【附方】失笑散（《太平惠民和剂局方》）：五灵脂（酒研，淘去沙土）、蒲黄（炒香）各二钱。为细末，每服二钱，用黄酒或醋冲服；亦可用纱布包煎，作汤剂服。功效：活血祛瘀，散结止痛。主治：瘀血停滞证。心腹刺痛，或产后恶露不行，或月经不调，少腹急痛等。

110. 麒麟竭（血竭）

【原文】麒麟竭[1]止血出，疗金疮之伤折。

【注释】

[1] 麒麟竭：即血竭，为棕榈科植物麒麟竭果实渗出的树脂经加工制成。

【性味】甘、咸，平。

【归经】归心、肝经。

【功效】活血化瘀，止血，敛疮生肌。

【主治】

（1）跌打损伤：血竭入血分，有散瘀止痛之功，为伤科要药。

（2）心腹疼痛：血竭有散瘀止痛之功，各种血瘀心腹刺痛，产后瘀滞腹痛及血瘀经闭、痛经等症均可应用。

（3）外伤出血，疮疡不敛：血竭外用有收敛止血、生肌敛疮的作用。外伤出血、血痔肠风均可研末外敷患处。

【用法用量】内服多入丸散，研末服，每次1～1.5g；外用适量，研末撒敷或入膏药贴敷。

【现代应用】治疗上消化道出血、慢性风湿性关节炎、女阴白色病损、慢性结肠炎、急性外痔等。

【使用注意】无瘀血者不宜用，孕妇及月经期妇女忌服。

【附方】血竭散（《疡科选粹》）：血竭四十钱，大黄三十钱，自然铜五分。研极细末，姜汁调涂。功效：活血定痛，敛疮生肌。主治：皮骨破折。

111. 麋茸

【原文】麋茸壮阳以助肾。

【性味】甘，温。

【归经】归肾经。

【功效】补肾阳，益精血，强筋骨，壮腰膝。

【主治】虚劳羸瘦，精血不足，阳痿，不孕，腰膝酸软，筋骨疼痛。

【用法用量】内服，入丸散，或浸酒，熬膏，3～6g。

【使用注意】脾虚及大便滑泄者忌用。

【附方】麋茸丸（《普济本事方》）：麋茸（醋炙黄，燎去毛）一两，茴香（炒香）半两，菟丝子（酒浸曝干，用纸条子同碾取末）一两。为末，以羊肾一对，清酒煮烂去膜，研如泥，和丸如梧子大，阴干，如肾膏少，入酒糊佐之，每服三五十丸，温酒、盐汤下。功效：补肾益精。主治：肾经虚，腰不能转侧。

112. 当归

【原文】当归补虚而养血。

【性味】甘、辛，温。

【归经】归肝、心、脾经。

【功效】补血活血，调经止痛，润肠通便。

【主治】

（1）心肝血虚：当归甘温质重，入心、肝经，功专补血养血，乃补血之圣药。

（2）月经不调，痛经闭经：当归味甘性温，气轻而辛，既能甘温补血养血，又能辛散活血、调经止痛，为补血活血、调经止痛之良药。凡血虚、血滞、气血不和、冲任失调之月经不调、痛经、闭经等症，皆可应用。

（3）胎产诸疾：当归辛甘性温，补中有行，行中有补，乃血中之气药，不但为调经之要药，亦为治妇女妊娠期产后诸疾之良药，尤宜用于血虚血瘀有寒者。

（4）跌仆损伤：当归味辛气轻，能行能散，可活血化瘀，瘀血消散，则肿去痛止，故常用于跌打损伤、瘀血肿痛及筋伤骨折等症，并常与其他活血化瘀、续筋接骨之品同用。

（5）风寒痹痛：当归甘辛性温，甘能补血，辛能活血，温以散寒，血盈畅流，筋脉得养，寒邪得除，则痹阻疼痛可除，故当归又常用于治疗痹痛麻木之症，无论血虚血寒、风寒痹阻，或痹痛日久、气血亏虚，均可随证配伍应用。

（6）痈疽疮疡：当归可补血活血，有托毒消肿之效，亦常用于治疗痈疽疮疡。因其性温又偏于养血扶正，故以血虚气弱之痈疽不溃或溃后不敛用之为宜。

（7）肠燥便秘：津血同源，当归甘温，能补血益津以润肠通便，故血虚津亏之肠燥便秘经常选用。

（8）咳喘短气：《神农本草经》云"（当归）主咳逆上

气"，故当归亦可用于咳喘短气，常与祛痰止咳平喘药同用。

（9）痢疾：《药性论》云当归可"补诸不足，止痢腹痛"。当归能和血行血，痢疾腹痛、下利脓血之症经常选用，有"行血则便脓自愈"之效。

（10）目睛诸疾：当归辛甘性温，能行血养血，常用于治疗目睛气血郁滞、赤肿痒痛诸疾。

（11）阴虚盗汗：阴血亏虚，虚阳独亢，迫津外出，则潮热盗汗。当归能养血培本固源，故亦可配伍用于治疗阴虚盗汗诸证。

【用法用量】水煎服，5～15g。一般生用，为加强活血作用则可酒炒用。

【现代应用】治疗缺血性中风、镰刀状贫血、心律失常、血栓闭塞性脉管炎、脑动脉硬化、高血压、浅表静脉炎、头痛、腰腿痛、坐骨神经痛、肋软骨炎、骨质增生、肩周炎、痛经、慢性盆腔炎、习惯性流产、输卵管不通、阳痿、遗尿、急性肾炎、肝病、上消化道出血、支气管哮喘、慢性咽炎、过敏性鼻炎、急性乳腺炎、湿疹、荨麻疹、牛皮癣、斑秃、痤疮、小儿肢体瘫痪、眩晕等。

【使用注意】当归味甘滑肠，《本草经疏》云："肠胃薄弱、泄泻溏薄及一切脾胃病恶食、不思食及食不消，并禁用之。"故湿盛中满、大便泄泻者不宜服。当归辛甘性温，功能补血活血，但当归头偏于上行而止血，当归身偏于补血而中守，当归尾偏于破血而趋下，补血活血宜用全当归。

【附方】当归补血汤（《内外伤辨惑论》）：黄芪一两，当归（酒洗）二钱。水煎服。功效：补气生血。主治：血虚阳浮发热证。肌热面红，烦渴欲饮，脉洪大而虚，重按无力。亦治妇人经期、产后血虚发热头痛；或疮疡溃后，久不愈合者。

🐾 113. 乌贼骨（海螵蛸）

【原文】乌贼骨[1]止带下，且除崩漏目翳。

【注释】

[1] 乌贼骨：即海螵蛸，为乌贼科动物无针乌贼或金乌贼的干燥内壳。

【性味】咸、涩，微温。

【归经】归肝、肾经。

【功效】收敛止血，固精止带，制酸止痛，收湿敛疮。

【主治】

（1）崩漏下血，肺胃出血，外伤出血：海螵蛸咸温敛涩，入肝经血分，有收功，可用于崩漏下血等多种出血证。《本草纲目》曰其"诸血病皆治"。

（2）遗精滑精，赤白带下：海螵蛸温涩收敛，能固精止带。

（3）胃痛吐酸：海螵蛸具制酸止痛作用，可用于脾胃虚寒、胃痛吐酸。

（4）湿疮、湿疹，溃疡不敛：海螵蛸外用能收湿敛疮。

此外，海螵蛸尚可用于眼疾。

【用法用量】水煎服，6~12g，散剂酌减。外用适量。

【现代应用】治疗上消化道出血、溃疡性结肠炎、哮喘、皮肤溃疡、褥疮、湿疹、湿疮、疣、痣、口腔出血等。

【使用注意】海螵蛸性收涩，久服易致便秘，必要时宜适当配润肠药同用；阴虚多热者忌用。

【附方】固冲汤（《医学衷中参西录》）：白术（炒）一两，生黄芪六钱，龙骨（煅，捣细）八钱，牡蛎（煅，捣细）八钱，萸肉（去净核）八钱，生杭芍四钱，海螵蛸（捣细）四钱，茜草三钱，棕边炭二钱，五倍子（轧细，药汁送服）五分。水煎服。功效：固冲摄血，益气健脾。主治：脾肾亏虚，冲脉不固证。猝然血崩或月经过多，或漏下不止，色淡质稀，头晕肢冷，心悸气短，神疲乏力，腰膝酸软，舌淡，脉微弱。

114. 鹿角胶

【原文】鹿角胶[1]住血崩，能补虚赢劳绝。

【注释】

[1] 鹿角胶：始载于《神农本草经》，又名白胶，为鹿角经水煎煮、浓缩制成的固体胶。

【性味】甘、咸，温。

【归经】归肝、肾经。

【功效】补肝肾，益精血，善止血。

【主治】肾阳不足，精血亏虚，虚劳赢瘦，崩漏，尿血之偏于虚寒者，以及阴疽等症。

【用法用量】开水或黄酒加温烊化服，或入丸散膏剂，5~10g。

【现代应用】治疗全血细胞减少、咳喘、乳腺增生、退行性疾病等。

【使用注意】阴虚火旺者不宜。

【附方】阳和汤（《外科证治全生集》）：熟地黄一两，

麻黄五分，鹿角胶三钱，白芥子（炒研）二钱，肉桂（去皮，研粉）一钱，生甘草一钱，炮姜炭五分。水煎服。功效：温阳补血，散寒通滞。主治：阴疽。如贴骨疽、脱疽、流注、痰核、鹤膝风等，患处漫肿无头，皮色不变，酸痛无热，口中不渴，舌淡苔白，脉沉细或迟细。

115. 白花蛇（金钱白花蛇）

【原文】白花蛇[1]治瘫痪，疗风痒之癣疹。

【注释】

[1] 白花蛇：即金钱白花蛇，为眼镜蛇科动物银环蛇的幼蛇干燥体。

【性味】甘、咸，温。有毒。

【归经】归肝经。

【功效】祛风湿，通经络，定惊搐。

【主治】

（1）风湿顽痹，肌肤麻木，筋脉拘挛：金钱白花蛇具走窜之性，内通脏腑，外达肌肤，为祛风通络之要药。

（2）中风，半身不遂、口眼㖞斜：金钱白花蛇能搜风通络。

（3）痉挛抽搐，惊厥：金钱白花蛇有定惊止痉之功，既能祛外风又能息内风，小儿惊风、破伤风等症可用之。

（4）皮肤顽癣、麻风、痒疹、瘰疬、梅毒、恶疮等：取以毒攻毒之意。

【用法用量】水煎服，3～10g；研粉吞服，每次1～1.5g；也可泡酒饮服。

【现代应用】治疗痹病、中风、癌症、癫痫、慢性骨髓炎、荨麻疹等。

【使用注意】阴虚内热者忌服。

【附方】地骨皮散（《圣济总录》）：地骨皮一分，白花蛇（酒浸，炙，去皮骨）、天南星（浆水煮软，切，焙）各一两，荆芥穗二两，石膏（研，飞过）二两。捣研为散，每服一钱匕，入腊茶一钱，汤点服，食后临卧。功效：祛风，通络。主治：脑风头痛时作及偏头疼。

116. 乌梢蛇

【原文】乌梢蛇疗不仁，去疮疡之风热。

【性味】甘，平。

【归经】归肝经。

【功效】祛风通络，止痉。

【主治】

（1）风湿顽痹：乌梢蛇能搜风邪，透关节，通经络。

（2）破伤风：乌梢蛇能祛风邪，定惊抽，止痉搐。

（3）干湿皮癣：乌梢蛇能祛风燥湿，杀虫止痒。

（4）麻风：乌梢蛇能祛风杀虫。

（5）面上疮及黑斑：乌梢蛇烧灰，研细如粉，以腊月猪脂调涂之，有一定美容作用。

（6）紫白癜风：乌梢蛇能祛风行滞。

【用法用量】水煎服，9~12g，浸酒或焙干研末为丸散。外用烧灰调敷。

【现代应用】治疗骨质增生、荨麻疹、痛风、湿疹、银屑病等。

【使用注意】凡蛇类药性皆走窜，有祛风通络之功，病久邪深者宜之，其中以金钱白花蛇作用最强，蕲蛇次之，乌梢蛇又次之。金钱白花蛇效高价贵，多入丸散或浸酒服，乌梢蛇性缓无毒，煎剂常用，蕲蛇止痉力强，中风、破伤风、小儿惊风每多选用。金钱白花蛇、蕲蛇性偏温燥，易伤阴血，阴虚血少者慎用，每与养阴补血药同用以纠其偏。

【附方】大活络丹（《兰台轨范》）：白花蛇、乌梢蛇、威灵仙、两头尖（俱酒浸）、草乌、天麻（煨）、全蝎（去毒）、首乌（黑豆水浸）、龟板（炙）、麻黄、贯众、炙草、羌活、官桂、藿香、乌药、黄连、熟地、大黄（蒸）、木香、沉香各二两、细辛、赤芍、没药（去油，另研）、丁香、乳香（去油，另研）、僵蚕、天南星（姜制）、青皮、骨碎补、白蔻、安息香（酒熬）、黑附子（制）、黄芩（蒸）、茯苓、香附（酒浸，焙）、玄参、白术各一两，防风二两半，葛根、豹骨（狗骨代，炙）、当归各一两半，血竭（另研）七钱，地龙（炙）、犀角（水牛角代）、麝香（另研）、松脂各五钱，牛黄（另研）、片脑（另研）各一钱五分，人参三两。为末，蜜丸如桂圆核大，金箔为衣，每服一丸，陈酒送下。功效：祛风湿，益气血，活络止痛。主治：风湿痰瘀阻于经络，正气不足之中风瘫痪，痿痹，阴疽，流注，以及跌打损伤等。

117. 乌药

【原文】乌药有治冷气之理。

【性味】辛，温。

【归经】归肺、脾、肾、膀胱经。

【功效】行气止痛，温肾散寒。

【主治】

（1）寒凝气滞之胸腹诸痛：乌药味辛可行散，性温可祛寒，入肺而宣通，入脾而宽中，故能行气散寒止痛，用于治疗寒凝气滞之胸腹诸痛。

（2）尿频、遗尿：乌药辛散温通，入肾与膀胱而能温肾散寒，缩尿止遗。

【用法用量】水煎服，3～9g。

【现代应用】治疗小儿夜啼、原发性脾曲综合征、流行性出血热多尿期、小儿遗尿等。

【使用注意】有热者慎用。

【附方】天台乌药散（《圣济总录》）：天台乌药、木香、小茴香（微炒）、青皮（汤浸，去白，焙）、高良姜（炒）各半两，槟榔（锉）二个，川楝子十个，巴豆七十粒。巴豆与川楝子同炒黑，去巴豆，研为末，和匀，每服一钱，温酒送下；或水煎取汁，冲入适量黄酒服。功效：行气疏肝，散寒止痛。主治：肝经气滞寒凝证。小肠疝气，少腹引控睾丸而痛，偏坠肿胀，或少腹疼痛，苔白，脉弦。

118. 禹余粮

【原文】禹余粮[1]乃疗崩漏[2]之因。

【注释】

[1]禹余粮：又名石脑、白余粮，为氢氧化物类矿物褐铁矿。

[2]崩漏：指月经的周期、经期、经量发生严重失常的病

症。崩，指经血非时暴下不止；漏，指经血淋漓不尽。

【性味】甘、涩，微寒。

【归经】归胃、大肠经。

【功效】涩肠止泻，收敛止血，止带。

【主治】

（1）久泻，久痢：禹余粮甘涩，入胃、大肠经。《本草纲目》谓其"固大肠"。禹余粮能实脾胃而涩大肠，固下焦滑脱失禁以治标，培中宫阳气以治本，可用于中焦虚弱，运化失常，或脾肾阳虚，固摄无权之久泻、久痢。

（2）崩漏，便血：禹余粮甘涩性平，能入血分收敛止血，其质重入下焦，主下部慢性出血。《药性本草》曰禹余粮"主崩中"，取之收敛固涩以固崩止血。

（3）虚寒带下：禹余粮质重而涩，功专收敛，入下焦能固涩止带。

此外，禹余粮研末外敷，可用于皮肤溃疡等症。

【用法用量】水煎服，10～15g。外用适量，研末外敷。

【现代应用】抗衰老。

【使用注意】禹余粮质重性坠，孕妇慎用；其性涩敛，暴病邪实者，不宜使用。

【附方】赤石脂禹余粮汤（《伤寒论》）：赤石脂（碎）一斤，禹余粮（碎）一斤。水煮，分温三服。功效：涩肠固脱止利。主治：大肠滑脱证。心下痞硬，利下不止，滑脱不禁，小便短少，或小便不利，舌淡苔薄，脉沉迟。

【原文】巴豆利痰水，能破寒积。

【性味】辛，热。有大毒。

【归经】归胃、大肠、肺经。

【功效】峻下冷积，逐水退肿，豁痰利咽，蚀疮。

【主治】

（1）寒积便秘，心腹冷痛：巴豆辛热，能峻下寒积，荡涤胃肠沉寒痼冷、宿食积滞，药力刚猛。

（2）腹水臌胀，二便不通：《神农本草经》曰巴豆能"开通闭塞，利水谷道"，其具有很强的峻下逐水退肿作用。

（3）寒实结胸：巴豆能祛痰利咽以利呼吸。

（4）喉痹痰阻：巴豆能劫痰利咽喉。喉痹痰涎壅塞气道，呼吸困难，甚则窒息欲死者，可单用巴豆，去皮，线穿纳入喉中，牵出即苏；近代对于白喉及喉炎引起的喉梗阻，用巴豆霜吹入喉部，引起呕吐，排出痰涎，可使梗阻症状得以缓解。

（5）痈肿不溃，疥癣恶疮：巴豆外用有蚀腐肉、疗疮毒作用。

【用法用量】制成巴豆霜用，可以减低毒性。入丸散服，每次0.1～0.3g。外用适量。

【现代应用】治疗肠梗阻、术后肠麻痹及腹气胀、泻痢、急性梗阻性化脓性胆管炎、胆绞痛、急性乳腺炎、乳腺增生、癌肿、骨髓炎、骨结核、多发性脓肿、癫痫、蜂窝织炎、阑尾炎等。

【使用注意】孕妇及体弱者忌用。不宜与牵牛子同用。

【附方】二物白散（《伤寒论》）：桔梗三分，巴豆（去皮心，熬黑，研如脂）一分，贝母三分。为散，温开水调服。功效：温下寒实，涤痰破结。主治：寒实结胸证。胸中或心下硬满疼痛，或胸部闷痛，喘息咳唾，不发热，口不渴，大便秘结，苔白滑，脉沉弦。

120. 独活

【原文】独活疗诸风，不论新久。

【性味】辛、苦，温。

【归经】归肾、膀胱经。

【功效】祛风除湿，通痹止痛。

【主治】

（1）风湿痹痛：独活辛散苦燥，气香温通，具有良好的祛风湿、止痹痛作用，为祛风湿的主药。

（2）风寒挟湿的表证。

（3）风火牙痛：独活有发散郁火之效。

（4）皮肤病：独活辛散苦燥，善于祛风除湿。

【用法用量】水煎服，3~10g。

【现代应用】治疗肥大性腰椎炎、急性感染性多发性神经根炎、瘀血头痛、慢性支气管、白癜风、银屑病等。

【使用注意】独活性较温，盛夏时要慎用。

【附方】独活寄生汤（《备急千金要方》）：独活三两，桑寄生、杜仲、牛膝、细辛、秦艽、茯苓、肉桂心、防风、川芎、人参、甘草、当归、芍药、干地黄各二两。水煎服。功效：祛风湿，止痹痛，益肝肾，补气血。主治：痹证日久，肝肾两亏，气血不足证。腰膝疼痛、痿软，肢节屈伸不利，或麻木不仁，畏寒喜温，心悸气短，舌淡苔白，脉细弱。

121. 山茱萸

【原文】山茱萸治头晕遗精之药。

【性味】酸、涩，微温。

【归经】归肝、肾经。

【功效】补益肝肾，涩精缩尿，固经止血，敛汗固脱。

【主治】

（1）腰膝酸软，头晕耳鸣，阳痿不举：山茱萸酸温质润，入肝、肾经，善补益肝肾，其性温而不燥，补而不腻，既能补肾益精，又能温肾助阳。《药性论》谓其能"补肾气，兴阳道，添精髓，疗耳鸣"。

（2）遗精滑精，遗尿尿频：《本草新编》谓"山茱萸补肾水，而性又兼涩，一物二用而成功也，推之而精滑可止也，小便可缩也"。山茱萸味酸而涩，既能补肾益精，又能温肾助阳，补中又可固肾涩精缩尿。

（3）崩漏下血，月经过多：《药性论》云山茱萸能"止月水不定"，此乃取其补肾固涩之功。山茱萸入于下焦，能补肝肾，固冲任，固经止血。

（4）大汗不止，体虚欲脱：山茱萸气薄味厚，酸涩收敛，能收敛止汗，补虚固脱，张锡纯谓"萸肉既能敛汗，又善补肝，是以肝虚极而元气将脱者，服之最效"。

【用法用量】水煎服，6～10g，急救固脱可用20～30g，或入丸剂。

【现代应用】治疗肩周炎、糖尿病、复发性口腔溃疡、内耳眩晕等。

【使用注意】山茱萸温补收敛，故命门火炽、素有湿热、小便淋涩者不宜使用。

【附方】肾气丸（《金匮要略》）：干地黄八两，薯蓣（即山药）、山茱萸各四两，泽泻、茯苓、牡丹皮各三两，桂枝、附子（炮）各一两。为细末，炼蜜和丸，如梧桐子大，酒下十五丸，日再服。功效：补肾助阳。主治：肾阳不足证。腰痛脚软，身半以下常有冷感，少腹拘急，小便不利，或小便反多，入夜尤甚，阳痿早泄，舌淡而胖，脉虚弱，尺部沉细；以及痰饮，水肿，消渴，脚气，转胞等。

122. 白石英

【原文】白石英医咳嗽吐脓之人。

【性味】甘，温。

【归经】归肺、肾、心经。

【功效】温肺肾，安心神，利小便。

【主治】肺寒咳喘，阳痿，消渴；心神不安，惊悸善忘；小便不利，黄疸，石水，风寒湿痹。

【用法用量】水煎服，9～15g；或入丸散。

【现代应用】用于热灸，治疗背心痛和肩部疼痛。

【附方】白石英丸（《太平圣惠方》）：白石英（炼成粉者）五两，干地黄二两，白茯苓二两，人参（去芦头）三两，天门冬（去心，焙）五两，地骨皮二两。捣罗为末，入石英粉研令匀，炼蜜和捣五七百杵，丸如梧桐子大。每服，不计时候，煎黄芪汤下三十丸。功效：补肾助阳，益气滋阴，清虚热。主治：五劳七伤，羸瘦，体热心烦，小便不利，夜多恍惚。

123. 厚朴

【原文】厚朴温胃而去呕胀，消痰亦验。

【性味】苦、辛，温。

【归经】归脾、胃、肺、大肠经。

【功效】行气，燥湿，消积，平喘。

【主治】

（1）脾胃气滞，脘腹胀满：厚朴味辛而主行散，功擅运中焦之气而疏利气机，为行气除胀之要药。凡脾胃枢机不利，而见气滞不疏、脘腹胀满者皆可运用。

（2）湿阻中焦，脾运失常：厚朴苦温辛散，既能燥中焦湿浊，又可行脾胃气滞。

（3）食积不化，积滞不行：厚朴味苦而降泄，气辛而散结，故有行气消痞、通积导滞之功。

（4）湿浊不分，霍乱泄泻：厚朴能坚厚肠胃、泌别清浊而止霍乱吐泻。

（5）痰湿内阻，咳逆喘促：厚朴能燥湿痰降肺气，故可消痰涎而平喘咳。

【用法用量】水煎服，3～10g；或入丸散。

【现代应用】治疗急性肠炎，细菌性或阿米巴痢疾，胃痛，消化性溃疡，慢性胃炎，慢性便秘，更年期、老年期抑郁症等。

【使用注意】厚朴行气之力较强，古人多认为厚朴应用不当易耗元气，有厚朴"破气"之说，故对于虚胀者不可用量过大，孕妇亦当慎用。

【附方】平胃散（《简要济众方》）：苍术（去黑皮，捣为粗末，炒黄色）四两，厚朴（去粗皮，涂生姜汁，炙令香熟）三两，陈橘皮（洗令净，焙干）二两，甘草（炙黄）一两。为细末，每服约二钱，姜枣煎汤送下；或作汤剂。功效：燥湿运脾，行气和胃。主治：湿滞脾胃证。脘腹胀满，不思饮食，口淡无味，恶心呕吐，嗳气吞酸，肢体沉重，怠惰嗜卧，常多自利，舌苔白腻而厚，脉缓。

124. 肉桂

【原文】肉桂行血而疗心痛，止汗如神。

【性味】辛、甘，大热。

【归经】归脾、肾、心、肝经。

【功效】补火助阳，散寒止痛，温经通脉。

【主治】

（1）肾阳衰弱的阳痿宫冷、虚喘心悸等：肉桂辛甘大热，可温补肝肾，补火助阳，并能引火归原，益阳消阴，作用温和持久，为治命门火衰之要药。

（2）亡阳证：肉桂能补火助阳，外散寒邪，内温阳气。

（3）小儿遗尿：肉桂为甘热纯阳之品，能助阳补火，可用于治疗下元虚寒、气化失常所致小儿睡中遗尿而不自觉者。

（4）泻痢日久：肉桂能补肾火助肾阳，又能温中散寒。

（5）心腹冷痛、寒疝作痛等：肉桂甘热助阳可补虚，辛热散寒可止痛，善去痼冷沉寒。治寒邪内侵或脾胃虚寒的脘腹冷痛，可单用研末，酒煎服。

（6）寒痹腰痛：肉桂辛散温通，能通行气血经脉，散寒

药性赋百日通

止痛。

（7）胸痹：肉桂辛甘温煦，能温通胸中阳气，行气血，散阴寒。

（8）阴疽、流注：肉桂甘热助阳可以补虚，辛热散寒可以通脉。

（9）闭经、痛经：肉桂辛行温通力强，偏走血分，温经通脉功胜。

（10）产后瘀阻腹痛：肉桂辛甘温煦，能温通经脉，散寒止痛，故《肘后备急方》单用肉桂末，温酒送服，治产后瘀阻腹痛。

（11）癥瘕积聚：肉桂辛散温通，能温通气血、经脉。

（12）久病体虚，气血不足：肉桂少量加入补气益血方中，有温运阳气、鼓舞气血生长的作用。

（13）奔豚：肉桂有温阳通脉之功，可用于治疗阴寒内盛，引动下焦冲气上凌心胸所致奔豚者。

【用法用量】水煎服，2～5g，宜后下或焗服；研末冲服，每次1～2g。

【现代应用】治疗肾虚型腰痛、小儿泄泻、小儿口角流涎、冻疮、支气管哮喘、老年性支气管炎、化脓性疾病、狭窄性腱鞘炎、神经性皮炎、长期服皮质激素引起的失眠等。

【使用注意】阴虚火旺、里有实热、血热妄行出血者及孕妇忌用。畏赤石脂。

【附方】回阳救急汤（《伤寒六书》，原书未著用量）：熟附子，干姜，人参，甘草（炙），白术（炒），肉桂，陈皮，五味子，茯苓，半夏（制）。加姜三片水煎，临服入麝香三厘冲服。中病以手足温和即止，不得多服。功效：回阳固脱，益气生脉。主治：寒邪直中三阴，真阳衰微证。四肢厥冷，神衰欲寐，恶寒蜷卧，吐泻腹痛，口不渴，甚则身寒战栗，或指甲口唇青紫，或吐涎沫，舌淡苔白，脉沉微，甚或无脉。

125. 鲫鱼

【原文】鲫鱼有温胃之功。

【性味】甘，温。

【归经】归脾、胃、大肠经。

【功效】健脾和胃，利水消肿，通血脉。

【主治】脾胃虚弱，纳少反胃，产后乳汁不行；痢疾，便血，水肿；痈肿，瘰疬。

【用法用量】1~2尾，临时斟酌应用。煮食或煅研入丸散。

【现代应用】妇人产后下奶。

【使用注意】感冒发热期间不宜多吃。

【附方】鲫鱼散（《疡医大全》）：活鲫鱼一尾。刮去肠净，入白矾令满，瓦上煅存性，为细末，撒患处。功效：敛口生肌。主治：痔疮。

126. 代赭（赭石）

【原文】代赭[1]乃镇肝之剂。

【注释】

［1］代赭：即赭石，为氧化物类矿物刚玉族赤铁矿，主含三氧化二铁（Fe_2O_3）。

【性味】苦，寒。

【归经】归肝、心经。

【功效】平肝潜阳，重镇降逆，凉血止血。

【主治】

（1）肝阳上亢，头晕目眩：赭石为矿石类药物，质重沉降，长于镇潜肝阳；又性味苦寒，善清肝火，故为重镇潜阳常用之品。

（2）呕吐、呃逆、噫气等：赭石质重性降，为重镇降逆要药，尤善降上逆之胃气而具止呕、止呃、止噫之效。张锡纯赞赭石："而降胃之药，实以赭石为最效。"临证见胃气上逆的表现，均可以赭石为主药。

（3）气逆喘息：赭石重镇降逆，亦能降上逆之肺气而平喘。用于治疗哮喘有声，卧睡不得者，《普济方》单用赭石研末，米醋调服取效。

（4）血热吐衄、崩漏等：赭石苦寒，入心、肝血分，有凉血止血之效。又赭石善于降气降火，故用于治疗气火上逆、迫血妄行所致之出血证尤宜。可单用，如《头门方》以赭石煅醋淬，研细调服，治吐血、衄血；《普济方》用赭石研为细末，醋汤调服，治崩中淋漓不止。

（5）癫痫、癫狂等：赭石质重能镇，重可去怯，有重镇安神作用，亦为治疗心悸失眠、惊痫、癫狂等神志不宁的常用药物。

此外，赭石性味苦寒，外用有降火解毒之功。

【用法用量】水煎服，10～30g，宜打碎先煎；入丸散，每次1～3g。外用适量。降逆、平肝宜生用，止血宜煅用。

【现代应用】治疗高血压、内耳眩晕症、呕吐、呃逆、妊娠呕吐、梅核气、反流性胃炎、胃扩张、便秘、支气管哮喘、上消化道出血、鼻衄、倒经吐衄、癫痫、精神分裂症、脱发、皮肤病、牙痛、食管癌、胃癌等。

【使用注意】孕妇慎用。赭石含微量砷，故不宜长期服用。忌咖啡、茶叶，以防铁质沉淀，有碍消化。

【附方】建瓴汤（《医学衷中参西录》）：生怀山药一两，怀牛膝一两，生赭石（轧细）八钱，生龙骨（捣细）六钱，生牡蛎（捣细）六钱，生怀地黄六钱，生杭芍四钱，柏子仁四钱。磨取铁锈浓水，以之煎药。功效：镇肝息风，滋阴安神。主治：肝肾阴虚，肝阳上亢证。头目眩晕，耳鸣目胀，健忘，烦躁不宁，失眠多梦，脉弦而长。

127. 沉香

【原文】沉香下气补肾，定霍乱之心痛。

【性味】辛、苦，温。

【归经】归脾、胃、肾经。

【功效】行气止痛，温中止呕，纳气平喘。

【主治】

（1）胸腹疼痛：沉香气芳香走窜，味辛行散，性温祛寒，善温散胸腹阴寒，行气止痛。

（2）胃寒呕吐：沉香入胃，辛温散寒，味苦质重性降，故善温降胃气而止呕。

（3）虚喘证：沉香辛温入肾，苦降下气，能温肾纳气，降逆平喘。

（4）大肠气滞，虚寒冷秘：沉香辛温苦降，入胃与肾，能温中暖肾，行气导滞。

【用法用量】水煎服，1.5～4.5g，宜后下；或磨汁冲服，或入丸散，每次0.5～1g。

【现代应用】治疗产后尿潴留、子宫内膜异位症等。

【使用注意】阴虚火旺、气虚下陷者慎用。

【附方】四磨汤（《济生方》，原书未著用量）：人参，槟榔，沉香，天台乌药。水煎服。功效：行气降逆，宽胸散结。主治：七情所伤，肝气郁结证。胸膈烦闷，上气喘急，心下痞满，不思饮食，苔白脉弦。

128. 橘皮（陈皮）

【原文】橘皮[1]开胃去痰，导壅滞之逆气。

【注释】

[1] 橘皮：药材分为陈皮、广陈皮，为芸香科植物橘及其栽培变种的干燥成熟果皮。

【性味】辛、苦，温。

【归经】归脾、肺经。

【功效】理气健脾，燥湿化痰。

【主治】脾胃气滞证，呕吐、呃逆，湿痰、寒痰咳嗽，胸痹。

【用法用量】水煎服，3～9g。

【现代应用】治疗各种胃炎及结肠炎、顽固性呃逆、妊娠呕吐等。

【使用注意】气虚体燥、阴虚燥咳、吐血及内有实热者慎服。

【附方】补中益气汤（《内外伤辨惑论》）：黄芪五分（病甚、劳倦热甚者一钱），甘草（炙）五分，人参（去芦）三分，当归（酒焙干或晒干）二分，橘皮（不去白）二分或三分，升麻二分或三分，柴胡二分或三分，白术三分。水煎服，或作丸剂。功效：补中益气，升阳举陷。主治：①脾虚气陷证。饮食减少，体倦肢软，少气懒言，面色萎黄，大便稀溏，舌淡，脉虚，以及脱肛、子宫脱垂、久泻久痢、崩漏等。②气虚发热证。身热自汗，渴喜热饮，气短乏力，舌淡，脉虚大无力。

第三章　温性药

129. 木香

【原文】木香理乎气滞。

【性味】辛、苦，温。

【归经】归脾、胃、大肠、胆、三焦经。

【功效】行气止痛，健脾消食。

【主治】

（1）脾胃及大肠气滞证：木香辛行苦降，芳香气烈而味厚，能通行三焦气分，尤善行中焦脾胃及下焦大肠之气滞，为行气止痛、治疗脾胃和大肠气滞证之要药。如为脾胃气滞、脘腹胀痛实证，单用木香即有良效，如《简便验方》以广木香磨浓汁，入热酒调服。

（2）肝郁气滞之胁痛、黄疸：木香气香醒脾，味辛能行，故能行气健脾，又因味苦疏泄，走三焦和胆经，故能疏理肝胆，配清热去湿药，可治脾失运化、肝失疏泄而致湿热郁蒸、气机阻滞之腹痛、胸胁痛、黄疸。

（3）气滞血瘀之胸痹：木香辛行苦泄，性温通行，能通畅气机，气行则血行，故可止痛。

此外，木香气芳香能醒脾助胃，故用在补益方剂中能减轻补药的腻滞，有助于其吸收。

【用法用量】水煎服，3～10g。生用行气力强，煨用行气力缓而多用于止泻。

【现代应用】治疗婴儿肠绞痛、小儿肠炎、胃肠胀气、慢性萎缩性胃炎、慢性浅表性胃炎、肠易激综合征、细菌性痢疾、急性腹泻、消化性溃疡、口腔溃疡、痛经、乳腺增生、劳伤性胸痛、胆石症、胆绞痛、神经官能症、甲状腺炎等。

【使用注意】阴虚津液不足者慎服。

【附方】木香槟榔丸（《儒门事亲》）：木香、槟榔、青皮、陈皮、广茂（烧）、枳壳、黄连各一两，黄柏、大黄各三两，香附子、炒牵牛各四两。为细末，水为丸，如小豆大，每服三十丸，食后生姜汤或温开水送下，日两次。功效：行气导滞，攻积泄热。主治：积滞内停，湿蕴生热证。脘腹痞满胀痛，赤白痢疾，里急后重，或大便秘结，舌苔黄腻，脉沉实者。

130. 半夏

【原文】半夏主于痰湿。

【性味】辛，温。有毒。

【归经】归脾、胃、肺经。

【功效】燥湿化痰，降逆止呕，消痞散结。

【主治】

（1）痰多咳嗽，风痰眩晕：半夏辛温而燥，可燥湿化痰，为治湿痰、寒痰之要药。

（2）呕吐、反胃：半夏主入脾、胃经，功善降逆和胃止呕，各种原因的呕吐，皆可随证配伍应用，对痰饮或胃寒呕吐尤宜，故为止呕要药。

（3）胸脘痞闷，痰热结胸：半夏辛开散结，可化痰消痞。

（4）瘰疬、瘿瘤、痈疽肿毒：半夏内服能消痰散结，外用能消肿止痛。

（5）不寐、便秘：胃不和则卧不安，半夏能燥湿和胃，故治不寐及湿阻气机、升降失常之便秘。

【用法用量】水煎服，3～10g，一般宜制过用。外用适量。

【现代应用】治疗呕吐、梅尼埃病、消化道疾病、癌症、冠心病、病毒性心肌炎、血管神经性头痛、慢性咽炎、失眠、梅核气、甲状腺肿瘤、百日咳、突发性喑哑、面肌痉挛、室上性心动过速、宫颈糜烂、急性乳腺炎、眶上神经痛、牙痛、寻常疣等。

【使用注意】不宜与乌头类药材同用。其性温燥，阴虚燥咳、一切血证、热痰、燥痰应慎用。炮制品中有姜半夏、法半夏等，其中姜半夏长于降逆止呕，法半夏长于燥湿且温性较弱，半夏曲则有化痰消食之功，竹沥半夏能清化热痰，主治热痰、风痰。

【附方】半夏厚朴汤（《金匮要略》）：半夏一升，厚朴三两，茯苓四两，生姜五两，苏叶二两。水煎服。功效：行气散结，降逆化痰。主治：梅核气。咽中如有物阻，咯吐不出，吞咽不下，胸膈满闷，或咳或呕，舌苔白润或白滑，脉弦缓或弦滑。

131. 苍术

【原文】苍术治目盲，燥脾去湿宜用。

【性味】辛、苦，温。

【归经】归脾、胃经。

【功效】燥湿健脾，祛风除湿。

【主治】

（1）湿阻中焦，脾失健运：苍术芳香性燥而入脾、胃经，善燥脾湿、健脾气。

（2）风寒挟湿表证：苍术辛可发散，温能祛寒，苦能燥湿，长于散风寒、祛湿邪。

（3）风寒湿痹：苍术辛散苦燥性温，功擅燥湿，故对痹病湿重者尤效，亦可用于风胜之行痹及寒重之痛痹。

（4）脾精不禁，漏浊淋漓，痰湿经闭：苍术化湿力强。

（5）心痛，痢疾痛甚，雀盲：苍术酌情配伍可治疗一时心痛，时发时止，一日数发，昼夜不安。苍术尚能用于雀盲及两目干涩。

【用法用量】水煎汤内服，5～10g。亦可熬膏或入丸散。

【现代应用】预防水痘、腮腺炎、猩红热、感冒、气管炎等，治疗乙型脑炎、小儿腹泻、小儿佝偻病、顽固性外阴湿疹、寻常性鱼鳞病、臁疮、窦性心动过速、风湿性结节红斑等。

【使用注意】古代医家认为，血虚气弱、津亏液耗、表虚自汗者忌服，如《医学入门》云："血虚怯弱七情气闷者慎用。误服耗气血、燥津液、虚火动而痞闷愈甚。"《本草正》也说："表疏汗出者忌服。"另据《本草经疏》记载，阴虚内热者忌服，其言："其病属阴虚血少，精不足，内热骨蒸，口干唇燥，咳嗽吐痰，吐血鼻衄，咽塞，便秘滞下者，法咸忌之。肝肾动气者勿服。"

【附方】二妙散（《丹溪心法》，原书未著用量）：黄柏

（炒），苍术（米泔浸，炒）。为末，沸汤入姜汁调服；或为丸剂，亦可作汤剂。功效：清热燥湿。主治：湿热下注证。筋骨疼痛，或两足痿软，或足膝红肿疼痛，或湿热带下，或下部湿疮、湿疹等，小便短赤，舌苔黄腻者。

132. 萝卜

【原文】萝卜去膨胀，下气制面尤堪。

【性味】辛、甘、平。

【归经】归脾、胃经。

【功效】消积滞，化痰止咳，下气宽中，解毒。

【主治】食积胀满，痰嗽失音，吐血衄血，消渴，痢疾，偏头痛等。

【用法用量】生用，可绞汁饮、生吃；熟用，煎汤或煮食。

【现代应用】治疗消化不良、便秘等。

【使用注意】胃虚寒者不宜生食。

【附方】蜜萝卜（《仙拈集》）：白萝卜（取汁）、蜜各等分。和匀，每服三匙。功效：生津止血。主治：赤白痢。

133. 钟乳粉（钟乳石）

【原文】钟乳粉[1]补肺气，兼疗肺虚。

【注释】

[1]钟乳粉：即钟乳石，为碳酸盐类矿物方解石族方解石，主含碳酸钙（$CaCO_3$）。

【性味】甘，温。

【归经】归肺、肾、脾、肝经。

【功效】温肺气，壮元阳，下乳汁。

【主治】虚劳喘咳，寒嗽；阳痿，腰脚冷痹；乳汁不通，伤食纳少；疮疽痔瘘。

【用法用量】水煎服，9～15g；或入丸散。

【现代应用】治疗消化道溃疡、气喘等。

【使用注意】阴虚火旺、肺热咳嗽者忌服。

【附方】钟乳汤（《备急千金要方》）：钟乳石、白石脂各六铢，通草十二铢，桔梗半两，硝石（一方用滑石）六铢。为粗末，水煎取汁，内硝石令烊化分服。功效：下乳汁。主治：妇人缺乳。

134. 青盐（大青盐）

【原文】青盐[1]治腹痛，且滋肾水。

【注释】

[1]青盐：即大青盐，又名胡盐、戎盐，为卤化物类石盐族湖盐结晶体，主含氯化钠（NaCl）。

【性味】咸，寒。无毒。

【归经】归肾、肝、肺、膀胱经。

【功效】泻热，凉血，明目，润燥。

【主治】尿血吐血，齿舌出血；目赤肿痛，风眼烂弦；牙痛，大便秘结。

【用法用量】水煎服，0.9～1.5g；或入丸散。外用适量，研末揩牙，或水化漱口、洗目。

【现代应用】热敷用于治疗肩周炎、盆腔炎、非阻塞性尿潴留、婴幼儿腹泻等。

【使用注意】水肿禁服。

【附方】破棺丹（《口齿类要》）：青盐、白矾、硇砂各等分。为末，吹患处，有痰吐出立效。功效：泻热，凉血，祛痰。主治：咽喉肿痛，水谷不下。

🌸 135. 山药

【原文】山药而腰湿能医。

【性味】甘，平。

【归经】归脾、肺、肾经。

【功效】益气养阴，补脾肺肾，固精止带。

【主治】

（1）脾胃虚弱：山药甘平，既补脾气，又补胃阴，兼能收涩止泻，脾气虚弱、胃阴不足均可用之平补气阴，不热不燥，补而不腻。

（2）肺虚喘咳：山药甘平质润，能补肺气，养肺阴。

（3）肾虚遗精，尿频带下：山药能滋肾涩精，平补阴阳，故可用于治疗肾虚遗精等症。山药能补脾益肾，收涩止带，又为妇科止带良药。

（4）内热消渴：山药能益气养阴，补肺、脾、肾三经之阴，性平而不燥，亦为治内热消渴佳品。

【用法用量】水煎服，10～30g，大量可用60～250g；研末吞服，每次6～10g。补阴生津宜生用，健脾止泻宜炒用。

【现代应用】治疗泄泻、消化不良、溃疡性口腔炎、湿疹皮炎、肺结核高热、糖尿病、妇女带下、慢性肾炎等。

【使用注意】山药养阴能助湿，故湿盛中满及有积滞者不宜。

【附方】薯蓣丸（《金匮要略》）：薯蓣（即山药）三十分，当归、桂枝、神曲、干地黄、豆黄卷各十分，甘草二十八分，人参、阿胶各七分，川芎、芍药、白术、麦门冬、杏仁、防风各六分，柴胡、桔梗、茯苓各五分，干姜三分，白蔹二分，大枣百枚为膏。蜜丸，弹子大，每服一丸，空腹酒送下。功效：益气补血，祛风和营。主治：气血两虚，脾肺不足所致之虚劳、胃脘痛、痹证、闭经、月经不调等。

136. 阿胶

【原文】阿胶而痢嗽皆止。

【性味】甘，平。

【归经】归肺、肝、肾经。

【功效】补血，止血，滋阴润燥。

【主治】

（1）心肝血虚证：阿胶甘平滋润，入肝经，乃血肉有情之品，有良好的补血作用。用于治疗心肝血虚之面色㿠白或萎黄、头晕目眩、心悸乏力等症，单用黄酒炖服即效。

（2）诸种出血证：阿胶味甘性平，质滋黏润，除善滋养阴血外，还具有良好的止血作用，为止血要药，用于治疗咯血、吐血、尿血、便血、崩漏下血等多种出血证，尤以阴血亏虚者用之为佳。单用即效。

（3）热病伤阴，虚风内动：阿胶味甘质润，入肾滋阴，治阴液亏虚之五心烦热、心烦失眠、虚风内动等症经常选用，常与其他滋阴药同用，以增强疗效。

（4）虚劳喘咳，阴虚燥咳：阿胶甘平入肺，质黏滋润，又能滋阴润肺，故常用于治疗肺阴不足之虚劳喘咳，气短乏力；或燥邪伤肺之干咳无痰或痰少而黏、鼻燥咽干等症。因其性黏腻，功专滋养而无化痰之效，故多入复方与化痰止咳之品同用，以标本兼治。

（5）肠燥便秘：阿胶善滋阴养血而润燥，故亦可用于治疗血虚津亏之肠燥便秘，多与润肠通便之品同用以增强疗效。

【用法用量】入汤剂，5～15g，烊化兑服；止血常用阿胶珠，可以同煎；亦可入丸散服。

【现代应用】治疗贫血、紫癜、放疗后白细胞减少症、神经衰弱、失眠、乙脑、脑水肿、痢疾、膀胱炎、恶性尿血、顽固性失音等。

【使用注意】阿胶性质黏腻，有碍消化，故脾胃虚弱、不思饮食，或纳食不消，痰湿呕吐及泄泻者不宜服。

【附方】三甲复脉汤（《温病条辨》）：炙甘草六钱，干地黄六钱，生白芍六钱，麦冬（不去心）五钱，阿胶三钱，麻仁三钱，生牡蛎五钱，生鳖甲八钱，生龟板一两。水煎，分三次服。功效：滋阴复脉，潜阳息风。主治：温病邪热久羁下焦，热深厥甚，心中憺憺大动，甚则心中痛，或手足蠕动，舌绛少苔，脉细促。

137. 赤石脂

【原文】赤石脂治精浊而止泄，兼补崩中。

【性味】甘、酸、涩，温。

【归经】归脾、胃、大肠经。

【功效】涩肠止泻，收敛止血，敛疮生肌。

【主治】

（1）久泻，久痢：赤石脂甘涩性温，入中焦能温中和胃，入大肠能涩肠止泻。

（2）气陷脱肛：赤石脂酸涩收敛，能涩肠固脱。

（3）崩漏，便血：《日华子本草》谓赤石脂"治血崩带下，吐血衄血"。赤石脂味涩收敛，能固崩止血，因质重入下焦，故多用于下部出血证。

（4）寒湿带下：赤石脂尚能收敛固涩止带。

（5）疮疡不敛：赤石脂味涩，既具收敛之功，又有收湿之效，《本草汇言》谓赤石脂"渗停水，去湿气，敛疮口"，其外用有收湿敛疮、生肌收口之效。

【用法用量】水煎服，10～20g；外用适量，研细末撒患处或调敷。

【现代应用】治疗上消化道出血、寻常疣、扁平疣、烧伤等。

【使用注意】赤石脂性收涩，湿热积滞泻痢者不宜用。孕妇慎用。畏官桂。

【附方】桃花汤（《伤寒论》）：赤石脂（一半全用，一半筛末）一斤，干姜一两，粳米一斤。上三味，以水煮米令熟，温服七合，内赤石脂末方寸匕，日三服。若一服愈，余勿服。功效：温中涩肠止痢。主治：虚寒血痢证。下痢日久不愈，便脓血，色暗不鲜，腹痛喜温喜按，小便不利，舌淡苔白，脉迟弱或微细。

138. 阳起石

【原文】阳起石暖子宫以壮阳，更疗阴痿。

【性味】咸，温。

【归经】归肾经。

【功效】温肾壮阳。

【主治】阳痿不举，宫冷不孕：阳起石可温肾壮阳，强阳起痿，用于治疗男子阳痿遗精，女子宫冷不孕，崩中漏下，以及腰膝冷痛等症。《普济方》单用阳起石煅后研末，空心盐汤送服，用治阴痿阴汗。

【用法用量】3~6g，入丸散服。

【现代应用】治疗阳痿等。

【使用注意】阴虚火旺者忌用。不宜久服。

【附方】白丸（《济生方》）：阳起石（煅，研令极细）、钟乳粉各等分。为细末，酒煮附子末糊为丸，如梧桐子大，每服五十丸，空心米饮送下。功效：温肾收涩。主治：元气虚寒，精滑不禁，大便溏泄，手足厥冷。

139. 紫菀

【原文】紫菀治嗽。

【性味】辛、苦，温。

【归经】归肺经。

【功效】润肺下气，化痰止咳。

【主治】

（1）咳喘痰多，劳嗽咳血：紫菀甘润苦泄，辛温不燥，主入肺经，长于润肺下气，开肺郁，化痰浊而止咳逆。紫菀药性平和，故咳嗽无论新久，寒热虚实，皆可用之。

（2）小便不利：紫菀能开宣肺气，通利小肠，而医小便不通。《本草通玄》谓："小便不通及溺血者，服一两立效。"《千金要方》治妇人卒不得小便，单用紫菀研末冲服。

【用法用量】水煎服，5～10g。外感暴咳宜生用，肺虚久咳宜蜜炙用。

【现代应用】治疗百日咳、慢性支气管炎、肺炎、久咳等。

【使用注意】有实热者忌服。

【附方】冷哮丸（《张氏医通》）：麻黄（泡）、川乌（生）、细辛、蜀椒、白矾（生）、牙皂（去皮、弦子，酥炙）、半夏曲、陈胆星、杏仁（去双仁者，连皮尖用）、甘草（生）各一两，紫菀茸、款冬花各二两。为细末，姜汁调神曲末打糊为丸，每遇发时，临卧生姜汤服二钱，羸者一钱，更以三建膏贴肺俞穴中。服后时吐顽痰，胸膈自宽。服此数日后，以补脾肺药调之，候发如前，再服。功效：散寒涤痰。主治：寒痰哮喘。背受寒邪，遇冷即发，喘咳痰多，胸膈痞满，倚息不得卧。

140. 防风

【原文】防风祛风。

【性味】辛、甘，温。

【归经】归膀胱、肝、脾经。

【功效】发散解表，胜湿止痛，祛风解痉。

【主治】

（1）外感表证，无论寒热：防风升发能散，为治风所通用。由风邪引起的表证，无论挟寒挟热或挟湿，均可以防风适当配伍，以祛散外邪，解除表证。

（2）疹出不畅，皮肤瘙痒：防风辛温透发，可祛风止痒，用于透疹和治疗皮肤瘙痒。

（3）痈肿疮疡，丹毒发颐：防风辛散温通，可消疮止痛、透邪外出。

（4）风湿痹病，跌打损伤：防风辛温，可祛风散寒、胜湿止痛、消肿散结，常用于风湿痹病、跌打损伤、肢节肿痛等。

（5）肝风内动，眩晕抽搐：防风为肝经要药，辛能条达气机，既祛外风，又息内风，为止痉良剂。

（6）肝郁胁痛，肝脾不和：防风能疏肝和脾，善治肝郁疼痛及肝脾不和之腹胀吐泻。

（7）头痛目赤，咽肿口疮：防风性善上行，又可散邪发郁，常用于治疗头面五官诸疾。

（8）心悸健忘，二便不利：防风禀升发之气，能升举清阳，以降浊阴，善治清阳不升，神失所养，惊悸恍惚，虚烦多寐，健忘神疲。

（9）自汗盗汗，吐衄崩漏：防风既能疏散风邪，实卫固表，又能升发清阳，引血归经，故可用于多汗及出血证。

【用法用量】水煎服，3～10g；或入丸散。外用研末调敷。

【现代应用】预防破伤风，治疗上呼吸道感染、顽固性高热、头痛、中风、面神经麻痹、肥胖症、扁平疣、食蟹中毒、砷中毒、慢性腰背关节痛等。

【使用注意】血虚发痉及阴虚火旺者忌服。

【附方】玉屏风散（《究原方》，录自《医方类聚》）：

防风一两，黄芪（蜜炙）、白术各二两。研末，每次服三钱，大枣煎汤送服；亦可作汤剂。功效：益气固表止汗。主治：表虚自汗。汗出恶风，面色㿠白，舌淡苔薄白，脉浮虚。亦治虚人腠理不固易感风邪。

141. 苍耳子

【原文】苍耳子透脑止涕。

【性味】辛、甘，温。有毒。

【归经】归肺经。

【功效】散风除湿，通窍止痛。

【主治】

（1）眩晕头痛，目暗耳鸣：苍耳子上通颠顶，可祛风散邪，善治风邪上扰，眩晕头痛，耳鸣耳聋，目暗视昏，鼻渊齿痛。

（2）风湿痹痛，皮肤瘙痒：苍耳子辛散苦燥，温以祛寒，善治风寒湿邪外侵，关节疼痛之痹病，以及风邪侵表、皮肤瘙痒等症。

（3）疔疮肿毒，跌打损伤：苍耳子辛散温通，能通利血脉，消肿止痛，用于因热毒壅滞或外力损伤导致气血瘀滞不通造成的肿痛。

【用法用量】水煎服，3~10g；或入丸散。

【现代应用】治疗伤寒、疟疾、慢性鼻炎、牙痛、疮疖、神经性皮炎等。

【使用注意】血虚之头痛、痹痛忌服。

【附方】苍耳子散（《济生方》）：辛夷仁半两，苍耳子二钱半，白芷一两，薄荷半钱。为细末，每服二钱，食后用葱、茶清调下。功效：疏风止痛，通利鼻窍。主治：鼻渊，流黄浊鼻涕，鼻塞不通。

142. 威灵仙

【原文】威灵仙宣风通气。

【性味】辛、咸，温。有小毒。

【归经】归膀胱经。

【功效】祛风除湿，通络止痛。

【主治】

（1）风湿痹痛，肢体麻木，筋脉拘挛，关节屈伸不利：《千金方》单用威灵仙为末，温酒调服。因威灵仙辛散温通，且能走表，又通经络，故治游走性关节疼痛尤为适宜。

（2）疼痛证：威灵仙辛散温通，性善走窜，能通行十二经络，具有良好的通络止痛作用，适用于跌打伤痛、头痛、牙痛、胃脘疼痛等，可单用。

（3）皮肤病：威灵仙能祛风除湿止痒，可用于白屑风及紫白癜风，疥疮顽癣，日久不愈。

（4）诸骨哽喉：威灵仙味咸，有软坚消骨鲠的作用，对小的鸡骨、鱼骨哽噎，可先将威灵仙煎汤，再加醋、砂糖适量，分数次含口中，缓缓咽下。古谚云："铁脚威灵仙，砂糖和醋煎，一口咽下去，铁剑软如棉。"即指威灵仙治诸骨哽噎颇验。

此外，威灵仙还可用于痰饮、噎膈、痞积、胸脘痞塞等。

【用法用量】水煎服，5~12g，治骨鲠可用至30g。

【现代应用】治疗类风湿性关节炎、骨性关节炎、肩周炎、颈椎病、跟骨骨刺疼痛、胆石症、高血压、中风偏瘫、急性扁桃体炎、前列腺增生、睾丸炎、副睾丸炎、骨鲠、呃逆、梅核气、颈淋巴结核、食管癌等。

【使用注意】威灵仙作用较强烈，气虚血弱者慎用。

【附方】威灵仙丸（《圣济总录》）：威灵仙（去苗土）四两，牛膝（去苗，锉）一斤，天麻（锉）半斤，巴戟天（去心）四两，（以上四味用好酒二斗浸两宿，焙），肉苁蓉（洗，切，以前浸药酒银石器慢火熬成膏）二斤，何首乌（米泔浸软，切片，于黑豆中蒸烂为度，焙干）一斤，石斛（去根）四两，海桐皮（锉）半斤。上药除苁蓉外，焙干为末，用苁蓉膏为丸，如梧桐子大。每服二三十丸，空腹温酒送下，不嚼，日三次。功效：补肾强骨，除湿止痛。主治：肾脏风毒流注，腰脚疼痛。

143. 细辛

【原文】细辛去头风，止嗽而疗齿痛。

【性味】辛，温。有小毒。

【归经】归肺、肾、心经。

【功效】祛风散寒，通窍，止痛，温肺化饮。

【主治】

（1）风寒感冒，阳虚外感：细辛辛温发散，芳香透达，散寒力胜，能达表入里，入肺经可散在表之风寒。

（2）头痛、目痛、耳聋、鼻渊、牙痛、喉痹、口疮：细辛辛温走窜，芳香最烈，宣泄郁滞，上达颠顶，通利九窍，善治头面诸疾，为通窍止痛之要药。用细辛治喉痹、口疮，《本草纲目》谓"是取其能散浮热，亦火郁发之之义"，说明细辛有散火止痛之功。

（3）痰饮射肺，气逆喘咳：细辛辛散温通，既可外散表寒，又能下气破痰，温肺化饮。

（4）风寒湿痹，腰膝冷痛：《神农本草经》云细辛主"百节拘挛，风湿痹痛、死肌"，故细辛为通痹散结之要药。细辛既能散少阴肾经在里之寒邪以通阳散结，又能搜筋骨之间的风湿而蠲痹止痛。

（5）手足厥寒，蛔厥腹痛：细辛辛温走窜，能散表里寒邪以温经，活血通脉以止痛。

（6）乳结胀痛，经闭痛经：细辛辛香走窜，可上行乳脉，散结止痛。

（7）胸痹心痛：细辛辛温行散，可宣通心脉，散寒止痛。

（8）痰厥、中恶、癫痫昏厥：细辛辛香走窜，能下气消痰，芳香化浊，有通关开窍、苏醒神志的作用，故可用于痰厥、中恶等所致神志昏迷，可单用研末，吹鼻取嚏。

【用法用量】水煎服，2~5g，若治疗危重病症，需大剂量使用时，当先煎45分钟，再入他药合剂，方可保证用药安全。

【现代应用】治疗头痛、哮喘、慢性支气管炎、心绞痛、病态窦房结综合征、鼓膜炎、阳痿、不射精症、睾丸肿痛、阴囊瘙痒、女性不孕、口腔炎、口腔溃疡、类风湿性关节炎、坐骨神经痛等。

【使用注意】肝阳头痛、肺燥干咳、痰火扰心致窍闭神昏者忌用。反藜芦。

【附方】大黄附子汤（《金匮要略》）：大黄三两，附子（炮）三枚，细辛二两。水煎服。功效：温里散寒，通便止痛。

主治：寒积里实证。腹痛便秘，胁下偏痛，发热，手足厥冷，舌苔白腻，脉弦紧。

144. 艾叶

【原文】艾叶治崩漏、安胎而医痢红。

【性味】苦、辛，温。

【归经】归肝、脾、肾经。

【功效】温经止血，散寒调经，安胎。

【主治】

（1）崩漏下血，胎动胎漏：艾叶气香味辛，性温散寒，可暖气血而温经脉，乃温经止血之要药。治出血病症，主要适用于证属虚寒者。对于因下元虚寒、冲任不固所致的崩漏下血，艾叶可温经脉，散寒凝，止血崩。

（2）吐衄咯血：艾叶虽为温经止血药，但因配伍不同，其药性亦可随之改变。若艾叶生用、鲜用，并配伍大队凉血止血药，则具有凉血止血的作用。

（3）月经不调：艾叶辛温，入肝、脾、肾三阴经，能温通经脉，逐寒湿而止冷痛。

（4）脘腹冷痛：艾叶可温中散寒止痛，又可治疗脾胃虚寒所致的脘腹冷痛。如《卫生易简方》治脾胃冷痛，《补缺肘后方》治卒心痛，均以单味艾叶煎服。

（5）湿疹瘙痒：艾叶煎汤外洗，有除湿止痒、祛风疗疮之功，可治皮肤湿疹瘙痒。

（6）咳嗽哮喘：近年发现艾叶油有止咳、祛痰、平喘等作用，故又用于咳嗽痰多、哮喘等病症，多制成艾叶油胶丸服用。

将艾叶捣绒，制成艾条、艾炷等，用之熏灸体表穴位，能使热气内注筋骨，能温煦气血、透达经络。

【用法用量】水煎服，一般用3～10g；艾叶油（胶囊装）口服，每次服0.1mL，每日3次。外用适量，煎水熏洗或炒热温熨，或捣绒供温灸用。炒炭，用以止血（醋炒可加强收敛止血之功）；生用，用以散寒止痛；捣绒，用以烧灸。

【现代应用】治疗慢性肝炎、慢性支气管炎、支气管哮喘、月经失调、习惯性流产、痛经、鼻炎、阴囊瘙痒（绣球风）、顽固性呃逆等。

【使用注意】艾叶一药，古代医家有"生寒熟温"之说。验之临床，观其所治之证，无论生用熟用，总不离乎寒证。其生用可散寒止痛，治腹中冷痛、宫寒不孕、经寒不调等症，炒用则可温经止血，治虚寒性崩漏下血、胎漏见红、胎动不安等。与寒凉止血药配伍，用于治疗血热妄行之吐衄出血，则是取艾叶反佐之用，使寒药无伤阳之虑，止血无留瘀之弊。

【附方】胶艾汤（《金匮要略》，又名芎归胶艾汤）：川芎二两，阿胶二两，甘草二两，艾叶三两，当归三两，芍药四两，干地黄六两。以水五升，清酒三升，合煮，取三升，去滓，内胶令消尽，温服一升，日三服。功效：养血止血，调经安胎。主治：妇人冲任虚损，血虚有寒证；或产后或流产损伤冲任，下血不绝；或妊娠胞阻，胎漏下血，腹中疼痛。

145. 羌活

【原文】羌活明目祛风，除湿毒肿痛。

【性味】辛、苦，温。

【归经】归膀胱、肾经。

【功效】散寒解表，胜湿止痛。

【主治】

（1）风寒夹湿，四时感冒：羌活辛温发散风寒，苦温除湿，合以祛风散寒除湿，善治风寒夹湿或风湿合邪感冒。

（2）风寒湿痹，跌打损伤：羌活辛苦性温，功可祛风散寒，胜湿止痛，除治疗风寒夹湿感冒外，还可用于风寒湿邪侵入体内、客于肌肤筋脉关节引起的以关节疼痛为主要症状的风湿痹病。

（3）水肿脚气，水湿吐泻：羌活苦温燥湿，可用于水湿停聚之水肿。

（4）筋脉不舒，拘挛抽搐：羌活气清而扬，舒而不敛，可条达肢体，治疗筋脉抽搐拘挛。

（5）风邪头痛，偏正头痛：羌活辛以散风，轻清上扬，直达头面，可祛风邪，止头痛。

（6）目赤肿痛，鼻塞龈肿：羌活上行头面，宣散外邪，能治五官诸疾。

（7）阳毒内炽，痈肿疔疮：羌活善升能散，能发越阳毒，可用于阳毒内炽，壮热便秘，或热毒壅盛，疮疡肿痛。

【用法用量】水煎服，3～10g；或入丸散。

【现代应用】治疗上呼吸道感染、早搏等。

【使用注意】血虚痹痛者忌服。

【附方】九味羌活汤（张元素方，录自《此事难知》）：羌活一两半，防风一两半，苍术一两半，细辛五分，川芎一两，香白芷一两，生地黄一两，黄芩一两，甘草一两。水煎温服。功效：发汗祛湿，兼清里热。主治：外感风寒湿邪，内有蕴热证。恶寒发热，无汗，头痛项强，肢体酸楚疼痛，口苦微渴，舌苔白或微黄，脉浮。

146. 白芷

【原文】白芷止崩治肿，疗痔瘘疮痈。

【性味】辛，温。

【归经】归肺、大肠、胃经。

【功效】散风除湿，通窍止痛，消肿排脓。

【主治】

（1）风寒感冒，时气瘟疫：白芷辛温，气味芳香，辛香能散，温以祛寒，故适用于风寒感冒，恶寒发热，头痛无汗者。

（2）窍闭不通，多种痛证：白芷辛能行散，温能祛寒，芳香走窜，能通窍止痛，尤适用于风、寒、湿邪阻滞所致窍闭及疼痛证。

（3）痈疽肿痛：白芷能"通经理气而疏其滞"（《医宗金鉴》），适用于邪毒壅积、营气郁滞之痈疡。

（4）湿阻吐泻，带下湿疮：白芷辛香性燥，可化湿醒浊，辟秽解毒，适用于湿浊内阻、中焦不运之吐泻，湿浊下注之带下，湿浊浸淫肌肤之湿疮等症。

（5）瘀血经闭，产后腹痛：白芷可"破宿血"（《日华子本草》），主"血闭"（《神农本草经》），善治妇人多种瘀血证。

（6）吐衄崩漏，痔血便血：白芷止血，古有论述，《神农本草经》谓之"主女人漏下"，《日华子本草》谓之"补胎漏"，《本草纲目》谓其主"鼻衄"和"小便出血"。

（7）皮肤瘙痒，雀斑粉刺：白芷辛可祛风止痒，又可润泽肌肤，故常以之治疗皮肤瘙痒、雀斑、粉刺等皮肤病。

（8）脾胃不和，肠风脏毒：白芷入胃、大肠经，辛以升散，温以畅通气机，能调和肠胃，治疗吞酸泄泻。

【用法用量】水煎服，3～9g；或入丸散。外用适量，研末撒或调敷。

【现代应用】治疗上呼吸道感染、头痛、胃痛、关节疼痛、鼻炎、鼻窦炎、外伤溃疡、湿疮、湿疹、水火烫伤、感染性化脓性疾病、白癜风、银屑病、面部色斑等。

【使用注意】阴虚血热者忌服。

【附方】仙方活命饮（《校注妇人良方》）：白芷六分，贝母、防风、赤芍药、当归尾、甘草节、皂角刺（炒）、穿山甲（已禁用）、天花粉、乳香、没药各一钱，金银花、陈皮各三钱。水煎服，或水酒各半煎服。功效：清热解毒，消肿溃坚，活血止痛。主治：阳证痈疡肿毒初起。红肿焮痛，或身热凛寒，苔薄白或黄，脉数有力。

147. 红蓝花（红花）

【原文】红蓝花[1]通经，治产后恶血之余。

【注释】

[1] 红蓝花：即红花，为菊科植物红花的干燥花。

【性味】辛，温。

【归经】归心、肝经。

【功效】活血通经，祛瘀止痛，化滞消斑。

【主治】

（1）经闭痛经，妇人难产，产后瘀痛：红花辛散温通，专入肝经血分，善活血祛瘀、通调经脉，为妇科血瘀证常用药物。

（2）癥瘕积聚：红花能活血消癥，祛瘀止痛。

（3）血瘀心腹胁痛：红花善活血通脉，祛瘀止痛。

（4）跌打损伤，瘀血肿痛：红花善通利血脉，能活血祛瘀，消肿止痛，为治疗伤科跌损瘀痛要药。

（5）瘀血阻滞，斑疹色暗：红花能活血通脉，化滞消斑。

（6）疮痈肿毒：红花有活血消肿之功，能治疮痈肿毒。

【用法用量】水煎服，3～9g；外用适量。

【现代应用】治疗缺血性脑血管病、冠心病、流行性出血热、十二指肠溃疡、慢性肾炎、非终末期尿毒症、静脉炎、局部硬结肿块、多形性红斑、神经性皮炎、扁平疣、外伤、褥疮、青少年近视、突发性耳聋、月经失调、传染性肝炎等。

【使用注意】孕妇慎用。

【附方】桃红四物汤（《医垒元戎》，录自《玉机微义》，原名加味四物汤，原书未著用量）：当归（去芦，酒浸炒），川芎，白芍，熟干地黄（酒蒸），桃仁，红花。水煎服。功效：养血活血。主治：血虚兼血瘀证。经期超前，血多有块，色紫稠黏，腹痛等。

🏵 148. 刘寄奴

【原文】刘寄奴[1]散血，疗烫火金疮之苦。

【注释】

[1]刘寄奴：又名南刘寄奴，为菊科植物奇蒿的全草。刘

寄奴本来是宋武帝刘裕的小名，相传这种草药是刘寄奴年轻时射蛇得来的，所以就叫作"刘寄奴"。

【性味】辛、苦，温。

【归经】归心、肝、脾经。

【功效】散瘀止痛，破血通经，消食化积。

【主治】

（1）跌打损伤，肿痛出血：刘寄奴能散瘀疗伤，止血止痛。

（2）血瘀经闭，产后瘀痛：刘寄奴辛散苦泄，能破血通经。

（3）食积腹痛，赤白痢疾：刘寄奴有消积化滞之功，其花穗作用更强。

【用法用量】水煎服，3～10g；外用适量，研末撒或调敷，亦可鲜品捣烂外敷。

【现代应用】治疗中暑、急性细菌性痢疾、痔疮等。

【使用注意】刘寄奴为破血通经之品，孕妇忌服。

【附方】刘寄奴汤（《圣济总录》）：刘寄奴、知母各一两，当归、鬼箭羽各二两，桃仁一两半。粗捣筛，每服四钱匕，水煎，食前温服。功效：活血散瘀，止血止痛，清热滋阴。主治：产后恶露不尽，脐腹疞痛，壮热憎寒，咽干烦渴。

149. 茵芋叶

【原文】减风湿之痛则茵芋叶。

【性味】辛、苦，温。有毒。

【归经】归肝、肾经。

【功效】散风祛湿。

【主治】风湿痹痛，四肢挛急，两足软弱。

【用法用量】内服，浸酒或入丸剂，0.9~1.8g。

【使用注意】阴虚而无风湿实邪者禁用。

【附方】茵芋丸（《普济本事方》）：茵芋叶、薏苡仁各半两，郁李仁一两，牵牛子三两。研细末，炼蜜丸，如梧子大，每服二十丸，五更姜枣汤下，未利加至三十丸，日三，快利为度，白粥补。功效：祛风除湿，泻下通便。主治：风气积滞成脚气，常觉微肿，发则或痛。

150. 骨碎补

【原文】疗折伤之症则骨碎补[1]。

【注释】

[1] 骨碎补：为水龙骨科植物槲蕨的干燥根茎。

【性味】苦，温。

【归经】归肝、肾经。

【功效】活血续筋，补肾壮骨。

【主治】

（1）跌仆闪挫，筋骨折伤：骨碎补能活血散瘀，消肿止痛，续筋接骨，为伤科之要药。用于治疗跌打损伤，可单用骨碎补浸酒服，亦可水煎服；配入复方，疗效更好。

（2）肾虚腰痛，久泻不止：骨碎补苦温入肾，有温肾强骨之效。

（3）耳鸣耳聋，牙松齿痛：骨碎补有补肾强骨之效，尚能聪耳固齿，可治肾虚耳齿诸疾。

（4）斑秃、白癜风：骨碎补苦温入肾，能治风盛血虚、发失濡养、血燥风动之斑秃及白癜风。治疗白癜风时，可单用外涂。

【用法用量】水煎服，10～15g。外用适量，研末调敷或鲜品捣敷，亦可浸酒擦患处。

【现代应用】治疗传染性软疣、链霉素的副作用、鸡眼、寻常疣等。

【使用注意】阴虚内热或无瘀者不宜服用。

【附方】骨碎补散（《太平圣惠方》）：骨碎补、自然铜、虎胫骨（狗骨代）、败龟各半两，没药一两。捣细罗为散，每服一钱，以胡桃仁半个，一处嚼烂，用温酒一中盏下之，日三四服。功效：补肾强骨，续筋接骨，散瘀止痛。主治：金疮，伤筋断骨，疼痛不可忍。

151. 藿香叶（广藿香）

【原文】藿香叶[1]辟恶气而定霍乱。

【注释】

[1] 藿香叶：临床多用广藿香，为唇形科植物广藿香的干燥地上部分，通称藿香。

【性味】辛，微温。

【归经】归脾、胃、肺经。

【功效】化湿，解暑，止呕。

【主治】

（1）湿阻中焦，中气不运：藿香辛温芳香，辛散而不峻烈，微温而不燥热，故能运脾胃、调中焦、化湿浊，为治疗湿阻中焦、中气不运的常用药。

（2）暑湿证、湿温证初起：藿香性温而不燥，既能散表寒又可化湿浊，对于暑月外感风寒、内伤生冷而致的恶寒发热、头痛脘痞、呕恶泄泻等症甚为适宜。

（3）呕吐：藿香辛散温通，能化湿浊、运脾胃、和中止呕。多用于治疗呕吐，对于脾胃湿浊引起的呕吐尤宜，单用即效。

（4）秽浊、疫疠：藿香芳香化浊辟秽，通利九窍，能散邪气、辟恶毒、而解时疫，可治山岚瘴气、不服水土、寒热作疟等症。

【用法用量】水煎服，5～10g；也可入丸散。另有水煎含漱或烧存性研末调敷用法。鲜品用量加倍。

【现代应用】治疗急性胃肠炎、口臭、癣病等。

【使用注意】胃弱欲呕及胃热作呕、中焦之火盛极、阳明胃家邪实作呕作胀等禁用，阴虚内热、虚火上炎、舌绛光滑者不宜用；另外，《本经逢原》谓其茎能耗气，用时也宜慎。藿香叶偏于发表，藿香梗偏于和中，鲜藿香则解暑之力较强；藿香香燥，长于化湿醒脾止呕。

【附方】藿香正气散（《太平惠民和剂局方》）：大腹皮、白芷、紫苏、茯苓（去皮）各一两，半夏曲、白术、陈皮（去白）、厚朴（去粗皮，姜汁炙）、苦桔梗各二两，藿香（去土）三两，甘草（炙）二两半。散剂，每服约二钱，生姜、大枣煎汤送服；或作汤剂，加生姜、大枣，水煎服。功效：解表化湿，理气和中。主治：外感风寒，内伤湿滞证。恶寒发热，头痛，胸膈满闷，脘腹疼痛，恶心呕吐，肠鸣泄泻，舌苔白腻，以及山岚瘴疟等。

152. 草果仁

【原文】草果仁[1]温脾胃而止呕吐。

【注释】

[1] 草果仁：取草果清炒，炒至焦黄色并微鼓起，去壳，取仁。用时捣碎。

【性味】辛，温。

【归经】归脾、胃经。

【功效】燥湿散寒，除痰截疟。

【主治】

（1）脾胃寒湿，呕吐、泄泻：草果仁辛温燥烈，入脾、胃经，能燥湿健脾、温中和胃，善除寒湿而温燥中焦，为治脾胃寒湿之主药。

（2）痰饮疟疾：草果仁性温燥，有散寒燥湿涤痰、芳香化湿辟秽之功，用于山岚瘴气、秽浊湿邪所致之疟疾痰饮尤为适宜。

（3）寒湿内聚，食积腹满：草果仁有温化湿浊、消食化积之功。

【用法用量】水煎服，3～6g；亦可入丸散。

【现代应用】治疗慢性肾功能衰竭、乙型肝炎、斑秃等。

【使用注意】草果仁温燥伤津，大耗元阳，凡阴虚血少者忌用，老弱虚怯者亦当慎用。《本草备要》有忌铁的记载。

【附方】达原饮（《温疫论》）：槟榔二钱，厚朴一钱，草果仁五分，知母一钱，芍药一钱，黄芩一钱，甘草五分。水煎服。功效：开达膜原，辟秽化浊。主治：温疫或疟疾，邪伏膜原证。憎寒壮热，或一日三次，或一日一次，发无定时，胸闷呕恶，头痛烦躁，脉弦数，舌边深红，舌苔垢腻，或苔白厚如积粉。

153. 巴戟天

【原文】巴戟天[1]治阴疝白浊[2]，补肾尤滋。

【注释】

［1］巴戟天：又名鸡眼藤、三角藤等，为茜草科植物巴戟天的干燥根。

［2］白浊：又称尿精，系指尿道口滴出白色浊物，可伴小便涩痛。

【性味】甘、辛，微温。

【归经】归肝、肾经。

【功效】补肾助阳，强筋健骨，祛风除湿。

【主治】

（1）阳痿早泄，宫冷不孕：巴戟天补肾助阳，温润不燥。

（2）筋骨痿软，腰膝痹痛：巴戟天甘温助阳，可培补肝肾，强筋健骨；巴戟天又辛温发散，能发散风湿，除痹止痛。

【用法用量】3~10g，煎汤用。

【现代应用】治疗肾病综合征、浮肿等。

【使用注意】阴虚火旺者不宜用。

【附方】地黄饮子（《圣济总录》）：熟干地黄（焙），巴戟天（去心）、山茱萸（炒）、石斛（去根）、肉苁蓉（酒浸，切焙）、附子（炮裂，去皮脐）、五味子（炒）、官桂（去粗皮）、白茯苓（去黑皮）、麦门冬（去心）、菖蒲、远志（去心）各半两。加生姜三片、大枣（擘破）二枚，水煎，食前温服。功效：滋肾阴，补肾阳，开窍化痰。主治：下元虚衰，痰浊上泛之喑痱证。舌强不能言，足废不能用，口干不欲饮，足冷面赤，脉沉细弱。

154. 元胡索（延胡索）

【原文】元胡索[1]理气痛血凝，调经有助。

【注释】

[1] 元胡索：即延胡索，又名玄胡索、元胡、玄胡，为罂粟科植物延胡索的干燥块茎。

【性味】辛、苦，温。

【归经】归肝、脾经。

【功效】活血，行气，止痛。

【主治】气滞血瘀，诸种痛证：延胡索辛散温通，能活血行气，为止痛佳品。

【用法用量】水煎服，3~10g；研末服，每次1.5~3g。

【现代应用】治疗急慢性扭挫伤、浅表性胃炎、胃溃疡、冠心病、心律失常、早期高血压、失眠等。

【使用注意】孕妇忌服。

【附方】金铃子散（《太平圣惠方》，录自《袖珍方》）：金铃子、玄胡各一两。为末，每服三钱，酒或开水送下；亦可作汤剂。功效：疏肝泄热，活血止痛。主治：肝郁化火证。胸腹胁肋诸痛，时发时止，口苦，或痛经，或疝气痛，舌红苔黄，脉弦数。

155. 款冬花

【原文】款冬花润肺，去痰嗽以定喘。

【性味】辛、微苦，温。

【归经】归肺经。

【功效】润肺下气，止咳化痰。

【主治】咳嗽气喘，肺虚久咳：款冬花辛温而润，主入肺经，为润肺下气、止咳化痰之良药。凡一切咳嗽气逆，不论外感内伤、寒热虚实皆可使用。

【用法用量】水煎服，5～10g。外感暴咳宜生用，内伤久咳宜蜜炙用。

【现代应用】治疗支气管哮喘、慢性骨髓炎等。

【使用注意】肺火燔灼、肺气焦满者不可用，阴虚劳嗽者禁用。

【附方】九仙散（王子昭方，录自《卫生宝鉴》）：人参、款冬花、桑白皮、桔梗、五味子、阿胶、乌梅各一两，贝母半两，罂粟壳（去顶，蜜炒黄）八两。为末，每服三钱，温开水送下；亦可作汤剂。功效：敛肺止咳，益气养阴。主治：久咳肺虚证。久咳不已，咳甚则气喘自汗，痰少而黏，脉虚数。

156. 肉豆蔻

【原文】肉豆蔻温中，止霍乱而助脾。

【性味】辛，温。

【归经】归脾、胃、大肠经。

【功效】涩肠止泻，温中行气。

【主治】

（1）虚泻，冷痢：肉豆蔻辛温而涩，温通而降，能暖脾胃，降浊气，固大肠，止泻痢，如《本草纲目》谓其"暖脾胃，固大肠"，可用于久泻、久痢等症。

（2）胃寒胀痛，食少呕吐：肉豆蔻气温，能温中土之阳；气味辛香，能醒脾胃之气，具有温中理脾、行气止痛、除寒燥湿、开胃消食之功，李时珍谓其为"调中下气，开胃"之品。

【用法用量】水煎服，3～9g；入丸散，每次0.5～1g。内服须煨熟去油用。

【现代应用】治疗慢性腹泻、痢疾后综合征、婴儿腹泻等。

【使用注意】湿热泻痢及胃热疼痛者忌用。

【附方】四神丸（《内科摘要》）：肉豆蔻二两，补骨脂四两，五味子二两，吴茱萸（浸，炒）一两。粉碎成细粉，过筛，混匀。另取生姜四两，捣碎，加水适量压榨取汁，与上述粉末泛丸，干燥，即得。每服五七十丸，临睡用淡盐汤或温开水送服；亦作汤剂，加姜、枣水煎，临睡温服。功效：温肾暖脾，固肠止泻。主治：脾肾阳虚之肾泄证。五更泄泻，不思饮食，食不消化，或久泻不愈，腹痛喜温，腰酸肢冷，神疲乏力，舌淡，苔薄白，脉沉迟无力。

157. 抚芎

【原文】抚芎[1]走经络之痛。

【注释】

[1] 抚芎：又名茶芎，常与川芎混用。

【性味】辛，温。

【归经】归肝、胆、心包经。

【功效】活血行气，祛风止痛，宣通经络。

【主治】头痛，风湿痹痛，血瘀气滞痛证。

【用法用量】水煎服，3～9g。

【现代应用】同川芎，用于治疗头痛、月经不调、冠心病等。

【使用注意】阴虚火旺、多汗、热盛及无瘀之出血证患者和孕妇慎用。

【附方】抚芎汤（《严氏济生方》）：抚芎、白术、橘红各一两，甘草（炙）半两。水煎服。功效：活血化痰，行气止痛。主治：湿流关节，臂疼手重，不可俯仰，或自汗，头眩，痰逆恶心。

158. 何首乌

【原文】何首乌治疮疥之资[1]。

【注释】

[1] 资：功用。

【性味】制何首乌甘、涩，微温；生何首乌甘、苦，平。

【归经】制何首乌归肝、肾经，生何首乌归心、肝、大肠经。

【功效】制何首乌补益精血，固肾乌须；生何首乌截疟解毒，润肠通便。

【主治】

（1）精血亏虚，须发早白：制何首乌味甘性温，入肝肾，善补肝肾，益精血，且微温不燥，补而不腻，实为滋补良药。

（2）遗精，崩带：何首乌甘温微涩，甘温益肝，涩能固肾，故何首乌可养血益肝，固肾涩精。

（3）久疟体虚：生何首乌既能解毒截疟，又略兼补益，故常用于治疗久疟不止。

（4）肠燥便秘：何首乌味苦能泄而润肠通便，味甘能补而益精养血，故更适用于年老体弱、久病、产后、血虚津亏之肠燥便秘。

（5）疮痈肿毒：生何首乌性偏凉、善解毒，故常用于治疗疮痈肿毒等症，并多与清热解毒、燥湿祛风之品同用。

（6）瘰疬流注：生何首乌既能解毒，又兼较弱的补益精血作用，故常用于治疗瘰疬流注、缠绵不愈、阴血亏虚之证。单用即效。

【用法用量】水煎服，10～30g。

【现代应用】治疗高脂血症、高血压、白发、脱发、神经衰弱、精神分裂症、小儿遗尿症、小儿神经性尿频、疟疾、女阴白斑病变、皮肤赘疣、喘咳等。

【使用注意】何首乌润肠通便，大便溏泻者不宜；制何首乌滋补兼收敛，湿痰重者不宜。《开宝重订本草》云何首乌"忌铁"。制何首乌甘温偏于滋补，生何首乌苦平偏于清泄，故补益精血宜用制何首乌，截疟、润肠、解毒宜用生何首乌。

【附方】七宝美髯丹（《本草纲目》引《积善堂方》）：赤、白何首乌各一斤，赤、白茯苓各一斤，牛膝八两，当归（酒浸，晒）八两，枸杞子（酒浸，晒）八两，菟丝子（酒浸生芽，研烂，晒）八两，补骨脂（以黑脂麻炒香）四两。为末，炼蜜为丸，如弹子大，清晨温酒送下，午时姜汤送下，卧时盐汤送下。功效：补益肝肾，乌发壮骨。主治：肝肾不足证。须发早白，脱发、齿牙动摇，腰膝酸软，梦遗滑精，肾虚不育等。

159. 姜黄

【原文】姜黄能下气、破恶血之积。

【性味】辛、苦，温。

【归经】归脾、肝经。

【功效】破血行气，通经止痛。

【主治】

（1）血瘀气滞，心腹诸痛：姜黄味辛、苦，性温，既入血分而活血化瘀，又入气分而行气散滞，为破血行气之品，临床多适用于肝郁气滞之胁肋疼痛，以及肝郁血瘀之腹痛。

（2）经闭癥瘕，产后腹痛：姜黄能破血行气，可用于治疗血瘀经闭癥瘕。

（3）风湿臂痛，跌仆肿痛：姜黄辛散温通，能行气血、通经止痛，风湿兼瘀之肢臂疼痛用之尤宜。

（4）疮痈肿痛，牙痛：姜黄既能活血化瘀，又可消肿止痛。

【用法用量】水煎服，3～10g；外用适量。

【现代应用】治疗软组织损伤、慢性乙型肝炎、跟骨骨刺、肩周炎、疥疮、慢性阻塞性黄疸、萎缩性胃炎、高脂血症等。

【使用注意】血虚无气滞血瘀者慎用，孕妇忌用。

【附方】姜黄散（《赤水玄珠》）：姜黄、甘草、羌活各一两，白术二两。功效：祛湿通络，宣痹止痛。主治：臂背痛，非风非痰。

160. 防己

【原文】防己[1]宜消肿、去风湿之施。

【注释】

[1]防己：为防己科植物粉防己的干燥根，有汉防己与木防己之分，均有祛风湿、利水之功。汉防己偏于利水消肿，木防

己偏于祛风湿止痛。症偏于下部，湿重于风者，多用汉防己；症偏于上部，风重于湿者，多用木防己。由于木防己含有马兜铃酸，具有肾毒性，因此为保证用药安全，现已停用。

【性味】苦，寒。

【归经】归膀胱、肺经。

【功效】祛风止痛，利水消肿。

【主治】

（1）风湿痹痛：防己长于祛风除湿通络，故痹痛湿邪偏盛、肢体酸重、关节肿痛、活动不利者，每选为要药。

（2）水肿，小便不利：防己苦寒降泄，善走下行，能清湿热，宣壅滞，通经脉，利小便，尤以泄下焦膀胱湿热见长。

（3）湿脚气，腿脚肿重：防己能祛风利湿止痛。

【用法用量】水煎服，5～10g。

【现代应用】治疗急性风湿性关节炎、高血压、肺癌等。

【使用注意】防己苦寒之性较强，易伤正气，故胃弱阴虚及内无湿邪者慎用。

【附方】防己黄芪汤（《金匮要略》）：防己一两，黄芪一两一分，甘草（炒）半两，白术七钱半。加生姜、大枣，水煎服。功效：益气祛风，健脾利水。主治：表虚不固之风水或风湿证。汗出恶风，身重微肿，或肢节疼痛，小便不利，舌淡苔白，脉浮。

161. 藁本

【原文】藁本除风，主妇人阴痛之用。

【性味】辛，温。

【归经】归膀胱经。

【功效】发表，散寒，除湿，止痛。

【主治】

（1）四时伤寒，虚人外感：藁本辛香气雄，发散风寒力强，可用于外感等。

（2）头痛不安，头风眩晕：藁本气香雄烈，上行颠顶，善止头痛，尤善除颠顶头痛。

（3）腹痛泄泻，口臭生疮：藁本升阳而发散，下达于胃肠，可用于胃肠失调，脾胃不和之腹痛、泄泻、口臭、口疮等。

（4）疥癣油风，痈疡肿毒：藁本发散力强，善祛风邪，可用于疥癣油风等疾。

【用法用量】水煎服，3～9g；外用适量。

【现代应用】用于治疗老年痴呆、头痛、痛经等。

【使用注意】血虚头痛及热证忌用。

【附方】羌活胜湿汤（《脾胃论》）：羌活、独活各一钱，藁本、防风、甘草（炙）各五分，蔓荆子三分，川芎二分。水煎服。功效：祛风，胜湿，止痛。主治：风湿在表之痹证。肩背痛不可回顾，头痛身重，或腰脊疼痛，难以转侧，苔白，脉浮。

162. 仙茅

【原文】仙茅益肾，扶元气虚弱之衰。

【性味】辛，热。有毒。

【归经】归肾、肝、脾经。

【功效】温肾壮阳，强筋骨，祛寒湿。

【主治】

（1）阳痿精冷，遗尿尿频：仙茅辛热性猛，善补命门之火而兴阳，为补火助阳良药。

（2）寒湿痹痛，筋骨痿软：仙茅辛热燥散，温阳而兼补肝肾、强筋骨、祛寒湿之功。

（3）脾肾阳虚，腹痛冷泻。

（4）目暗不明，须发早白。

（5）下元虚损，气逆喘咳：仙茅补益命门之火，有定喘下气之功。

【用法用量】3～10g，煎汤、浸酒或入丸散。

【现代应用】治疗痹病、白塞综合征、席汉综合征、骨质增生等。

【使用注意】仙茅燥热有毒，不宜久服。阴虚火旺者不宜服。

【附方】仙茅丸（《圣济总录》）：仙茅二斤，苍术二斤，枸杞子一斤，车前子十二两，白茯苓、茴香、柏子仁各八两，生地黄、熟地黄各四两。为末，酒煮糊丸，如梧子大。每服五十丸，食前温酒下，日二服。功效：强筋骨，祛风湿，止痹痛。主治：背膊手足头目筋脉虚掣，一切风证，疼痛不可忍者。

163. 破故纸（补骨脂）

【原文】破故纸[1]温肾，补精髓与劳伤。

【注释】

[1]破故纸：即补骨脂，为豆科植物补骨脂的干燥成熟果实。

【性味】辛、苦，温。

【归经】归肾、脾经。

【功效】补肾壮阳，固精缩尿，温脾止泻，纳气平喘。

【主治】

（1）阳痿，遗精遗尿。

（2）腰膝冷痛，酸软乏力。

（3）跌打损伤，关节脱臼。

（4）肾虚牙痛：补骨脂可培补肾阳，用于治疗肾气不足、牙齿疼痛症。

（5）久泻久痢，五更泄泻。

（6）肾不纳气，虚寒喘咳：补骨脂可补肾助阳，用于治疗肾气亏耗、肾不纳气、呼多吸少、动辄气喘之虚喘证，有纳气平喘之功。

（7）脏腑虚损，男女虚劳：补骨脂可补益脾肾、暖脏腑、益元气，用于治疗元气不足、脏腑虚损、身体羸瘦、神疲志衰之虚劳证。

【用法用量】6～15g，煎汤或入丸散；外用适量。

【现代应用】治疗外阴白斑、遗尿、支气管哮喘、子宫出血、白细胞减少症、银屑病、扁平疣、寻常疣、慢性湿疹、白癜风等。

【使用注意】补骨脂温燥，伤阴助火。阴虚火动、梦遗、尿血、小便短涩，目赤口苦舌干，大便燥结，内热作渴，火升目赤，易饥嘈杂，湿热成痿以致骨乏无力者，皆不宜服用。

【附方】补骨脂丸（《太平惠民和剂局方》）：补骨脂四两，菟丝子四两，胡桃肉一两，乳香、没药、沉香三钱半。炼蜜丸如梧子大。每服二三十丸，盐汤温酒服下，自夏至起，冬至止。功效：补肾助阳，活血降气。主治：下元虚败，脚手沉重，夜多盗汗。

164. 宣木瓜（木瓜）

【原文】宣木瓜[1]入肝，疗脚气并水肿。

【注释】

[1] 宣木瓜：即木瓜，为蔷薇科植物贴梗海棠的干燥近成熟果实。以安徽宣城所产者为佳。

【性味】酸，温。

【归经】归肝、脾经。

【功效】平肝舒筋，和胃化湿。

【主治】

（1）湿痹脚气，筋脉拘挛，足膝肿痛：木瓜味酸入肝经，可益筋和血，故有舒筋活络、除痹止痛之功，为治风湿痹痛的常用药。尤以湿痹、筋脉拘挛者为宜。

（2）吐泻转筋：木瓜以温香为用、化湿为功，入脾经，能化中焦之湿而醒脾和中，脾得健运则泄泻可止，胃得和降则呕吐自除，还能平肝舒筋活络而缓挛急。

（3）食积口干：木瓜酸而温，可平肝和胃，助胃之运化，故可配消食药用于治疗食积消化不良。

【用法用量】内服：5~10g，煎汤或入丸散。外用：煎水熏洗。

【现代应用】治疗病毒性肝炎、细菌性痢疾、疟疾、破伤风、粘连性肠梗阻、小儿泌尿系统感染、脚癣等。

【使用注意】木瓜酸收，内有郁热、小便短赤者忌用。

【附方】六和汤（《太平惠民和剂局方》）：缩砂仁、半夏（汤泡七次）、杏仁（去皮、尖）、人参、甘草（炙）各一两，赤茯苓（去皮）、藿香叶（拂去尘）、白扁豆、姜汁（略炒）、木瓜各二两，香薷、厚朴（姜汁制）各四两。上锉，每服四钱，生姜三片，枣子一枚，水煎服。功效：祛暑化湿，健脾和胃。主治：湿伤脾胃，暑湿外袭证。恶寒发热，头痛无汗，霍乱吐泻，倦怠嗜卧，胸膈痞满，舌苔白腻，脉濡。

165. 杏仁

【原文】杏仁[1]润肺燥止嗽之剂。

【注释】

[1] 杏仁：有苦、甜之分，两者功效类似，甜杏仁药力较和缓，且偏于润肺止咳。

【性味】苦，微温。有小毒。

【归经】归肺、大肠经。

【功效】止咳平喘，润肠通便。

【主治】

（1）咳嗽气喘：杏仁主入肺经，味苦而降，且兼疏利开通之性，于降肺气之中又兼宣肺之功，功能止咳平喘，为治咳喘之要药。

（2）胸膈痞闷：杏仁有宣肺祛痰、下气宽胸之功。

（3）肠燥便秘：杏仁含油脂而质润，味苦而下气，故能润肠通便。

【用法用量】水煎服，3～10g，宜打碎入煎。

【现代应用】治疗慢性气管炎、肺气肿、百日咳、肿瘤、慢性咽炎、阴道滴虫、宫颈糜烂、秋季腹泻、小儿疳积、急性卡他性中耳炎、鼻息肉、扁平疣、足癣、艾滋病等。

【使用注意】杏仁有小毒，用量不宜过大；婴儿慎用。

【附方】三拗汤（《太平惠民和剂局方》）：甘草（不炙）、麻黄（不去根、节）、杏仁（不去皮、尖）各等分。为粗末，每服五钱，姜五片，水煎服。以衣被盖覆睡，取微汗为度。功效：宣肺解表。主治：外感风寒，肺气不宣证。鼻塞声重，语音不出，咳嗽胸闷。

166. 茴香（小茴香）

【原文】茴香[1]治疝气肾病之用。

【注释】

[1]茴香：指小茴香，为伞形科植物茴香的干燥成熟果实。

【性味】辛，温。

【归经】归肝、肾、脾、胃经。

【功效】散寒止痛，理气和中。

【主治】

（1）寒疝腹痛，睾丸偏坠胀痛，少腹冷痛，痛经：小茴香辛温，入肾经补火助阳以温肾，入肝经散寒理气以止痛。

（2）虚寒气滞，脘腹胀痛：小茴香能温中散寒止痛，并善理脾胃之气而开胃、止呕。

（3）肾虚腰痛：小茴香能温肾暖腰膝。

【用法用量】水煎服，3~6g；外用适量。

药性赋 百日通

【现代应用】治疗小儿脐周腹痛、十二指肠溃疡、嵌闭性小肠疝、鞘膜积液、阴囊象皮肿等。

【使用注意】阴虚火旺者慎用。

【附方】暖肝煎（《景岳全书》）：当归一钱，枸杞子三钱，小茴香二钱，肉桂一钱，乌药二钱，沉香（木香亦可）一钱，茯苓二钱。水煎服。功效：温补肝肾，行气止痛。主治：肝肾不足，寒滞肝脉证。睾丸冷痛，或小腹疼痛，疝气痛，畏寒喜暖，舌淡苔白，脉沉迟。

167. 诃子

【原文】诃子[1]生精止渴，兼疗滑泄之疴。

【注释】

[1] 诃子：别名诃黎勒，为使君子科植物诃子或绒毛诃子的干燥成熟果实。

【性味】苦、酸、涩，平。

【归经】归肺、大肠经。

【功效】涩肠止泻，敛肺止咳，利咽开音。

【主治】

（1）久泻，久痢，脱肛：《本经逢原》谓"诃子，苦涩降敛……煨熟固脾止泻……涩以固滑泄"。诃子苦酸涩，能涩肠止泻固脱。治脾气虚亏或脾肾虚寒之正虚邪恋、久泻久痢者，可单用诃子为散，粥饮送服。

（2）肠风下血：《日华子本草》云诃子治"肠风下血"。

（3）肺虚咳嗽：诃子酸涩，入肺经，能敛肺气、止咳嗽。治肺气虚弱、经久咳嗽、短气脉弱者，可单用诃子。

（4）久咳失音：诃子酸涩性收，其性偏凉，既能敛肺止咳，又具清肺利咽开音之功。诃子酸收固涩，故还可用于治疗肝肾亏虚之崩漏、带下、小便不禁等症。

【用法用量】水煎服，3～8g。涩肠止泻宜煨用，敛肺利咽开音宜生用。

【现代应用】治疗大叶性肺炎、细菌性痢疾、白喉带菌者、急性湿疹、内痔等。

【使用注意】诃子性收敛，凡外有表邪、内有湿热积滞者不宜用。

【附方】咳血方（《丹溪心法》，原书未著剂量）：青黛（水飞），瓜蒌仁（去油），海粉（现代多用海浮石），山栀子（炒黑），诃子。研末为丸，亦可作汤剂。功效：清肝宁肺，凉血止血。主治：肝火犯肺之咳血证。咳嗽痰稠带血，咯吐不爽，心烦易怒，胸胁作痛，咽干口苦，颊赤便秘，舌红苔黄，脉弦数。

168. 秦艽

【原文】秦艽攻风逐水，又除肢节之痛。

【性味】辛、苦，平。

【归经】归胃、肝、胆经。

【功效】祛风湿，舒经络，清湿热，止痹痛，退虚热。

【主治】

（1）风湿痹痛，筋脉拘挛，骨节烦疼及手足不遂等：秦艽善祛风湿、通络止痛，为治痹病常用药，风湿痹痛无问寒热新久，均可随证配伍应用。秦艽性微寒，兼有清热作用，故痹病属热者尤为适宜。

（2）中风不遂：秦艽能祛风邪，舒筋络，用于治疗风中阳明，口眼㖞斜，言语不利，恶风。

（3）骨蒸潮热：秦艽能清热除蒸，为治阴虚骨蒸潮热的常用之品。

（4）虚劳潮热，咳嗽，盗汗不止。

（5）小儿疳积发热，食减瘦弱。

（6）湿热黄疸：秦艽入阳明及肝经，能清肝胆湿热而退黄。

（7）痔漏有脓血，大便燥硬。

【用法用量】水煎服，5～12g。

【现代应用】治疗肩周炎、小儿急性黄疸性肝炎、脑脊髓膜炎等。

【使用注意】脾虚便溏者不宜用。

【附方】秦艽鳖甲散（《卫生宝鉴》）：鳖甲（去裙，酥炙，用九肋者）、地骨皮、柴胡各一两，秦艽、当归、知母各半两。研为粗末，每服五钱，加青蒿五叶、乌梅一个同煎，临睡前温服。功效：滋阴养血，清热除蒸。主治：阴虚内热之风邪传里化热之风劳病。骨蒸盗汗，肌肉消瘦，唇红颊赤，口干咽燥，午后潮热，咳嗽，困倦，舌红少苔，脉细数。

169. 槟榔

【原文】槟榔豁痰而逐水，杀寸白虫[1]。

【注释】

[1]寸白虫：绦虫的别称。因绦虫包孕虫卵的节片呈白色，长约一寸，故名。

【性味】苦、辛，温。

【归经】归胃、大肠经。

【功效】驱虫消积,行气利水。

【主治】

(1)多种肠道寄生虫病:槟榔驱虫谱广,对绦虫、蛔虫、蛲虫、钩虫、姜片虫等肠道寄生虫都有驱杀作用,以泻下作用驱除虫体是其优点。其中对绦虫病疗效最佳,《千金方》单用槟榔为末服,除绦虫。

(2)食积气滞,泻痢后重:槟榔辛散苦泄,主入胃肠,功善行胃肠之气,消积导滞,兼能缓泻通便,故适用于食积气滞、腹胀便秘等症,多与其他行气健胃药同用,而少单用者。

(3)水肿,脚气肿痛:槟榔辛温通散,味苦降泄,具行气利水之功。

(4)疟疾:槟榔有截疟、消积化滞之功,可用于治疗疟疾寒热久发不止。

此外,槟榔外用有解毒化湿、灭虱等作用,如:《圣济总录》单用槟榔制膏外敷治乌癞,槟榔外涂治小儿头疮,烧灰外敷治口吻生白疮;《续本事方》用槟榔醋调治丹毒;《本草备要》以槟榔煎水洗,治阴毛生虱;《鲍氏小儿方》又以槟榔研末吹耳,治聤耳出脓。

【用法用量】水煎服,6~15g。单用驱杀绦虫、姜片虫时,可用至60~120g。或入丸散。外用煎水洗,或研末调敷,适量。生用力佳,炒用力缓;又新鲜者优于陈久者。

【现代应用】治疗绦虫病、姜片虫病、钩虫病、蛔虫病、肠道鞭毛虫病、血吸虫病、滴虫性肠炎、麻醉性肠梗阻、幽门螺杆菌感染、乳糜尿、青光眼、小儿咳喘等。

【使用注意】脾虚便溏者、气虚下陷者忌用，孕妇慎用。

【附方】化虫丸（《太平惠民和剂局方》）：胡粉（即铅粉）（炒）、鹤虱（去土）、槟榔、苦楝根（去浮皮）各五十两，白矾（枯）十二两半。为末，水泛为小丸，一岁小儿服五丸，每日一次，空腹米汤送下。功效：驱杀肠中诸虫。主治：肠中诸虫。腹中阵痛，往来上下，时作时止，其痛甚剧，甚至呕吐涎沫，或吐清水，或吐蛔虫等。

170. 杜仲

【原文】杜仲益肾而添精，去腰膝重。

【性味】甘，温。

【归经】归肝、肾经。

【功效】补肝肾，强筋骨，安胎。

【主治】

（1）阳痿遗精，遗尿尿频：杜仲甘温，入肝、肾二经，能补肝益肾、助火壮阳，可用于治疗下元虚冷、肝肾不足、阳痿遗精、遗尿尿频等症。

（2）腰膝酸痛，筋骨痿软：杜仲能补肝益肾，肾充则骨强，肝充则筋健，故杜仲有强筋壮骨之功，治疗肝肾不足，筋脉失养，腰膝酸痛，筋骨痿软，诚为要药。可单用酒煎服。

（3）妊娠下血，胎动不安：杜仲能补肝益肾、调理冲任，有固经安胎之功，可用于治疗肝肾亏损、冲任不固、妊娠下血、胎动不安等症。

【用法用量】水煎服，3～10g。

【现代应用】治疗习惯性流产、高血压、坐骨神经痛、癫痫等。

【使用注意】杜仲系温补之品，阴虚火旺者慎用。

【附方】右归丸（《景岳全书》）：熟地黄八两，山药（炒）四两，山茱萸（微炒）三两，枸杞子（微炒）三两，菟丝子（制）四两，鹿角胶（炒珠）四两，杜仲（姜汁炒）四两，肉桂二两，当归三两，制附子二两，渐可加至五六两。先将熟地蒸烂，杵膏，加炼蜜为丸，如梧桐子大。每服百余丸，食前用滚汤或淡盐汤送下；或丸如弹子大，每嚼服二三丸，以滚白汤送下；亦可水煎服。功效：温补肾阳，填精益髓。主治：肾阳不足，命门火衰证。年老或久病气衰神疲，畏寒肢冷，腰膝软弱，阳痿遗精，或阳衰无子，或饮食减少，大便不实，或小便自遗，舌淡苔白，脉沉而迟。

171. 紫石英

【原文】紫石英疗惊悸崩中之疾。

【性味】甘，温。

【归经】归心、肺、肾经。

【功效】温肾暖宫，镇心安神，温肺平喘。

【主治】

（1）宫冷不孕，崩漏带下：紫石英甘温，能温肾暖宫，温通冲任，可用于治疗元阳衰惫、血海虚寒、宫冷不孕、崩漏带下等症。

（2）心悸怔忡，虚烦不眠：紫石英甘温能补，质重能镇，为温润镇怯之品。

（3）肺寒气逆，痰多咳喘：紫石英可温肺寒，止喘嗽，宜用于治疗肺寒气逆、痰多喘咳症。

【用法用量】水煎服，9～15g。打碎先煎。

【现代应用】用于治疗宫寒不孕、滑胎、月经不调、闭经、心悸等。

【使用注意】阴虚火旺而不能摄精之不孕及肺热气喘者忌用。

【附方】风引汤（《金匮要略》）：大黄、干姜、龙骨各四两，桂枝三两，甘草、牡蛎各二两，滑石、寒水石、赤石脂、白石脂、紫石英、石膏各六两。杵，粗筛，以苇囊盛之，取三指撮，井花水三升，煮三沸，温服一升。功效：重镇潜阳，清热息风。主治：癫痫、风瘫（肝阴不足，阳亢动风证）。昏仆，两目上视，四肢抽搐，口吐涎沫，头晕头痛，烦热，四肢无力，急躁；或小儿惊风抽搐伴头晕心烦，面赤身热，舌红少苔或薄黄，脉弦数有力。

172. 橘核仁（橘核）

【原文】橘核仁[1]治腰痛疝气之瘨[2]。

【注释】

[1]橘核仁：即橘核，为芸香科植物橘及其栽培变种的干燥成熟种子。

[2]瘨：腹胀病。

【性味】苦，平。

【归经】归肝经。

【功效】理气散结止痛。

【主治】疝气痛、睾丸肿痛、乳房结块等。

【用法用量】水煎服，3～10g。

【现代应用】用于治疗耳鼻喉科增生性疾病、慢性附睾炎、乳腺增生、咳嗽等。

【使用注意】虚者禁用。

【附方】橘核丸（《济生方》）：橘核（炒）、海藻（洗）、昆布（洗）、海带（洗）、川楝子（去肉，炒）、桃仁（麸炒）各一两，厚朴（去皮，姜汁炒）、木通、枳实（麸炒）、延胡索（炒，去皮）、桂心（不见火）、木香（不见火）各半两。为细末，酒糊为小丸，每日服一两次，每次七十丸，空腹温酒或淡盐汤送下；亦可水煎服。功效：行气止痛，软坚散结。主治：寒湿疝气。睾丸肿胀偏坠，或坚硬如石，或痛引脐腹，甚则阴囊肿大，轻者时出黄水，重者成脓溃烂。

173. 金樱子

【原文】金樱子兮涩遗精。

【性味】酸、涩，平。

【归经】归肾、膀胱、大肠经。

【功效】固精缩尿，涩肠止泻。

【主治】

（1）遗精，滑精：金樱子味酸而涩，功专固敛。

（2）遗尿，尿频：《泉州本草》谓金樱子"治小便频数，多尿，小便不禁"。

（3）带下：金樱子能固涩止带，《滇南本草》谓"金樱子，治血崩带下"，可用于肾气亏虚、带脉失约、带下清稀，《闽东本草》单用金樱子与猪膀胱、冰糖炖服。

（4）肾虚白浊：金樱子尚可用于肾气不固，清浊不分，小便浑浊之白浊者。

（5）久泻久痢：金樱子味酸收敛，涩能固脱，善涩肠止泻，《蜀本草》谓金樱子"治脾泄下利"，故常用于脾虚失运、气虚而陷之久泻久痢者，如《寿亲养老新书》之金樱子煎，即单用金樱子煎汤服，治脾虚下利。

【用法用量】水煎服，6～12g，单用可用15～30g。

【现代应用】治疗婴幼儿秋季腹泻、子宫脱垂、盗汗等。

【使用注意】金樱子功专收涩，故有实火、邪实者不宜使用。

【附方】金樱子煎（《证类本草》）：金樱子，经霜后以竹夹子摘取，去其子，以水淘洗过，捣烂入大锅，以水煎，不得绝火，煎约水耗半，取出澄滤过，仍重煎似稀饧。每服取一匙，用暖酒一盏，调服。功效：健脾益肾，涩肠止泻。主治：脾泄下利，肝肾两亏之精神衰弱，小便不禁，梦遗滑精。

174. 紫苏子

【原文】紫苏子兮下气涩。

【性味】辛，温。

【归经】归肺、大肠经。

【功效】降气化痰，止咳平喘，润肠通便。

【主治】

（1）痰壅气逆，胸闷喘咳：紫苏子性温质润，性主疏泄，善开肺郁、下气清痰、止咳平喘。

（2）肠燥便秘：紫苏子质润多油，能润燥滑肠，同时又能降泄肺气，以助大肠传导。

【用法用量】水煎服，5～10g。

【现代应用】治疗婴幼儿喘证、百日咳等。

【使用注意】脾虚便溏者慎用。

【附方】三子养亲汤（《皆效方》，录自《杂病广要》，原书未著用量）：紫苏子，白芥子，莱菔子。微炒，捣碎，布包微煮，频服。功效：温肺化痰，降气消食。主治：痰壅气逆食滞证。咳嗽喘逆，痰多胸痞，食少难消，舌苔白腻，脉滑。

175. 淡豆豉

【原文】淡豆豉发伤寒之表。

【性味】辛、微苦，凉（用青蒿、桑叶发酵）；辛、微苦，微温（用麻黄、紫苏叶发酵）。

【归经】归肺、胃经。

【功效】解表，除烦，宣发郁热。

【主治】

（1）风寒感冒：淡豆豉质轻辛散，能疏散表邪，且发汗解表之力颇为平稳，有发汗而不伤阴之说。

（2）风热感冒，温病初起：淡豆豉辛散，能疏风透邪，风寒及风热表证均可用之。

（3）胸中烦闷，虚烦不眠：淡豆豉既能透散外邪，又能宣发郁热。

（4）热郁头痛、牙痛，骨蒸烦热：淡豆豉辛散，宣发郁热效佳，故可用于热郁之证。

（5）淡豆豉尚有解暑辟秽之效。

【用法用量】水煎服，10～15g。淡豆豉以桑叶、青蒿发酵

药性赋百日通

者多用于治疗风热感冒，热病胸中烦闷之证；以麻黄、紫苏叶发酵者多用于治疗风寒感冒头痛。

【现代应用】治疗高脂血症、消化道疾病、早期动脉粥样硬化等。

【使用注意】凡寒邪入里、直入三阴经者禁用。

【附方】香苏葱豉汤（《重订通俗伤寒论》）：制香附一钱半至二钱，新会皮一钱半至二钱，鲜葱白二三枚，紫苏一钱半至三钱，清炙草六分至八分，淡香豉三钱至四钱。水煎服。功效：发汗解表，调气安胎。主治：妊娠伤寒。恶寒发热，无汗，头身痛，胸脘痞闷，苔薄白，脉浮。

176. 大蓟

【原文】大小蓟除诸血之鲜。

【性味】苦、甘，凉。

【归经】归心、肝经。

【功效】凉血止血，散瘀，解毒消痈。

【主治】

（1）血热妄行，咯血吐衄：大蓟性凉，功能凉血止血。无论咯血、衄血，凡属血热妄行者，大蓟皆可应用。故《本草经疏》曰："大蓟根最能凉血，血热解，则诸证自愈矣。"大蓟用于止血，单味即奏效，如《太平圣惠方》治心热吐血、口干，《普济方》治舌上出血不止，《本草汇言》治吐血、衄血、崩中下血，皆用鲜大蓟根或叶捣汁服用。《福建民间草药》则以大蓟鲜根配冰糖煎服，以治肺热咳血。

（2）崩中下血，热结血淋：大蓟有凉血止血之功，亦可用于治疗下焦之出血病症。

（3）热毒痈肿，水火烫伤：大蓟甘苦性寒，既能凉血解毒，又可散瘀消肿，无论内外痈疽皆可用之。大蓟散瘀消痈之功，以鲜品为佳。

（4）湿热黄疸：大蓟味苦性寒，功能清利肝胆湿热，有退黄之效。

（5）高血压：大蓟之根降压效果较好，可治高血压，但因其性寒，故适用于高血压见有肝热证候者，可单味应用。

【用法用量】内服：一般用10～15g，大剂量可用至30g，鲜品可用30～60g，入汤剂。如捣取汁服，则剂量可相应增加。外用：适量，研末，蜂蜜调敷。鲜品可捣烂调敷，或取汁涂擦。鲜品凉血止血、消痈之功均较干者为佳。经炒炭后，其凉性大除，功专收敛止血。

【现代应用】治疗肺结核、高血压、上消化道出血、乳腺炎、荨麻疹等。

【使用注意】关于大蓟的药用部位，各地尚不统一。以全草入药者为多，如华北地区及山东、江苏、安徽、四川、浙江、福建等地，而中南及西南某些地区则多用根而不用茎叶。考古代本草书籍，历代大多以根入药，但亦有明言用叶者。二者功效相似，似不必过于细分。但有报道，用于降压以大蓟根功效为佳。

【附方】十灰散（《十药神书》）：大蓟、小蓟、荷叶、侧柏叶、茅根、茜草根、山栀、大黄、牡丹皮、棕榈皮各等分。各药烧炭存性，为末，藕汁或萝卜汁磨京墨适量，调服五钱；亦可作汤剂。功效：凉血止血。主治：血热妄行之上部出血证。呕血、吐血、咯血、嗽血、衄血等，血色鲜红，来势急暴，舌红，脉数。

177. 小蓟

【原文】大小蓟除诸血之鲜。

【性味】苦、甘，凉。

【归经】归心、肝经。

【功效】凉血止血，解毒消痈。

【主治】

（1）血热妄行，吐衄咯血：小蓟性味甘凉，入血分，功擅凉血泄热以止血，凡血证由于血热妄行所致者，皆可选用。火热亢盛、热伤络脉所致吐衄咯血等症，用小蓟可清热凉血止血。

（2）血淋涩痛，崩中下血：小蓟既能凉血止血，又能利尿通淋，善治下焦结热所致尿涩刺痛、血淋尿血及痔血便血。对于血淋尿血，可单味应用。

（3）热毒疮痈，外伤出血：小蓟甘寒清热，有凉血解毒之功，能消散痈肿。用以治疗热毒疮痈，可单味内服或外敷。如《简要济众方》，单用小蓟叶研末，水调外敷，治小儿浸淫疮痛不可忍，并恶寒发热者。《备急千金要方》单用小蓟捣汁服以治癣疮作痒。小蓟外用，亦有止血作用，如《食疗本草》以小蓟苗捣烂外涂，治金疮出血不止。

（4）湿热黄疸：小蓟能清利肝胆湿热，有退黄作用，故可用于湿热黄疸，如《全国中草药汇编》以鲜小蓟根状茎水煎服，治疗传染性黄疸性肝炎。

此外，小蓟还能利尿、降压，可用于治疗肾炎血尿及肝阳上亢型高血压。

【用法用量】内服：10~30g，入汤剂，鲜品可用30~60g；鲜品可捣汁服用。外用：适量，研末，撒或调敷。亦可用鲜品捣敷或煎汤外洗。凉血解毒、凉血止血、降血压宜生用，或用鲜品；炒炭只用于止血。

【现代应用】预防细菌性痢疾，治疗传染性肝炎、外伤感染、麻风性鼻衄、产后子宫收缩不全及血崩、原发性高血压、蛋白尿等。

【使用注意】大、小二蓟，首记于《名医别录》，由于其性状、功效有相似之处，故混称为大小蓟。至《经史证类备急本草》《救荒本草》《本草纲目》，才逐渐从植物来源、功效、应用等方面有了较明确的区分。小蓟与大蓟均有凉血止血之功，可治血热妄行所致的出血病症，又都有消散痈肿的作用，可治热毒疮痈。然大蓟散瘀消肿力强，小蓟则擅治血淋、尿血。

【附方】小蓟饮子（《玉机微义》引《济生方》）：生地黄、小蓟、滑石、木通、蒲黄、藕节、淡竹叶、当归、山栀子、甘草各等分。水煎服。功效：凉血止血，利水通淋。主治：热结下焦之血淋、尿血。尿中带血，小便频数，赤涩热痛，舌红，脉数。

178. 益智

【原文】益智[1]安神，治小便之频数。

【注释】

[1] 益智：为姜科植物益智的干燥成熟果实，除去杂质及外壳即为益智仁，用时捣碎。

【性味】辛，温。

【归经】归肾、脾经。

【功效】温肾壮阳，固精缩尿，温脾止泻，摄涎止唾。

【主治】

（1）腰酸膝软，遗精白浊：益智仁可温肾壮阳、固精缩尿，温补之中兼收涩之性，为治疗下焦虚寒、命门火衰、肾关失固、遗精白浊、腰酸膝软常用之品。

（2）小便频数，遗尿尿床：益智仁辛温助阳，可固摄肾关，为固精缩尿之要药。

（3）妇人崩中，胎漏下血：益智仁温补之中兼有固涩之性，用于治疗妇人脾肾不足、冲任不固、下元失约而致崩中漏下之症，有标本并治之能。《经效产宝》单用益智仁碾细，米饮入盐服用，治疗妇人崩中。

（4）腹痛吐泻，口涎自流：益智仁可温助脾肾，且兼收涩之能，用于治疗中焦脾胃虚寒，腹痛吐泻，口多涎唾，有温脾止泻、摄涎止唾之能。

（5）寒疝腹痛，痰壅惊痫：益智仁可温助脾肾、固摄精气，善温阳培本。

【用法用量】3~6g，煎服或入丸散，也可炒熟嚼服。

【现代应用】治疗痞满吐泻、遗尿、多动症等。

【使用注意】益智仁温燥，可伤阴助火，故阴虚火旺，或因热而患遗精、尿频、尿崩等病症者均忌服。

【附方】缩泉丸（《校注妇人良方》）：天台乌药（细锉）、益智子（大者，去皮，炒）各等分。为末，别用山药炒黄研末，打糊为丸，如梧桐子大，曝干；每服五十丸，嚼茴香数十粒，盐汤或盐酒下。功效：温肾祛寒，缩尿止遗。主治：膀胱虚寒证。小便频数，或遗尿。

179. 麻仁（火麻仁）

【原文】麻仁[1]润肺，利六腑之燥坚。

【注释】

[1] 麻仁：即火麻仁，为桑科植物大麻的干燥成熟果实。

【性味】甘，平。

【归经】归脾、胃、大肠经。

【功效】润肠通便。

【主治】

（1）肠燥便秘：火麻仁甘平，质润多脂，能润肠通便，且又兼有滋养补虚作用，常用于老人、产妇及体弱津血不足者的肠燥便秘。

（2）风水，脚气：火麻仁滑利下行，可引水从小便出，能治风水、脚气等症。如治风水腹大，以火麻仁水研滤汁和米煮粥，加葱、姜、椒等空腹服。

【用法用量】水煎服，10~15g，打碎入煎。

【现代应用】预防术后大便干燥，治疗口眼㖞斜、跌打损伤等。

【使用注意】畏牡蛎、白薇，恶茯苓。肠滑者尤忌。

【附方】麻子仁丸（《伤寒论》）：麻子仁二升，芍药半斤，枳实（炙）半斤，大黄（去皮）一斤，厚朴（炙，去皮）一尺，杏仁（去皮尖，熬，别作脂）一升。为末，炼蜜为丸，梧桐子大，饮服十丸，日三服；亦可改汤剂。功效：润肠泄热，行气

药性赋 百日通

通便。主治：胃肠燥热，脾约便秘证。大便干结，小便频数。

180. 黄芪

【原文】补虚弱、排疮脓，莫若黄芪。

【性味】甘，微温。

【归经】归脾、肺经。

【功效】补气升阳，益卫固表，利水消肿，托疮生肌。

【主治】

（1）脾气虚弱，中焦失运：黄芪味甘微温，善入脾经，乃补脾益气之良药，用于治疗脾虚失运，纳呆食少，食后脘胀，倦怠乏力，面色萎黄，单用即效，如《全国中药成药处方集》之黄芪膏。

（2）中气下陷，脏器脱垂：黄芪甘温升补，既能补中益气，又可升阳举陷，用于治疗气虚下陷引起的脱肛、子宫脱垂、胃下垂等脏器脱垂最为相宜。

（3）肺气虚弱，喘咳短气：肺气虚弱，呼吸失司，清肃失职，则喘咳短气，声低乏力，痰多稀白。黄芪甘温入肺，可补益肺气以司呼吸。

（4）表虚自汗，阴虚盗汗：《本草备要》云"黄芪，生用固表，无汗能发，有汗能止，温分肉，实腠理"。黄芪味甘性温，归脾、肺二经，补脾则筋肉健，益肺而腠理固，故黄芪为固表止汗之良药。

（5）气虚水停，尿少浮肿：黄芪甘温补气，能健脾益肺，利水消肿，肺气宣则水道通调，脾运健则水津四布，故黄芪常用于治疗脾气虚弱，"土不制水"引起的尿少浮肿、疲乏无力、纳呆便溏等症。

（6）气血亏虚，脓成不溃，疮疡不敛：《神农本草经》云黄芪"主痈疽久败脓，排脓止痛"。黄芪甘温益气，可托疮生肌，乃治疗阴证疮疡之圣药。

（7）气血双亏，心悸乏力：气血双亏，脏腑失于濡养可致心悸乏力、头晕目眩、少气懒言、面色萎黄，"然有形之血不能自生，生于无形之气也"，黄芪甘温，可大补脾肺之气以资生血之源，实乃益气生血之良药。

（8）气不摄血，吐衄崩漏：气为血帅，气虚失于摄纳，血不循经而外溢，常见吐血、便血、紫癜、崩漏等诸种血证。黄芪甘温，能补气而摄血。

（9）气虚血痹，肌肤麻木：气为血帅，气虚则血行无力，气血闭阻，肌肤失养，则成肌肤麻木不仁之血痹，而黄芪可益气以助血行。

（10）气虚血瘀，中风偏瘫，胸痹心痛：《本经逢原》云"黄芪，性虽温补，而能通调血脉"，故为治疗气虚血滞引起的中风偏瘫、口眼㖞斜、胸痹心痛之要药。

（11）气虚津亏，内热消渴：消渴之证，阴虚为本，燥热为标，最易伤津耗气。生黄芪可补气生津，故治消渴时常选用。

（12）气血虚弱，胎动不安，缺乳少乳。

（13）脾胃亏虚，痿废不用：脾胃虚弱，气血化源不足，筋肉失养，可致肢体痿软乏力，废弱不用。《黄帝内经》云："治痿独取阳明。"黄芪甘温健脾益气，可振奋后天本源，直中病机。

（14）气虚失摄，遗尿癃闭：黄芪甘温补气，能升提固摄，可用于治疗年老体衰，膀胱固摄乏力出现的遗尿、小便余沥不尽等症。

（15）肠运失济，气虚便秘：六腑以通为用，气虚肠道传导无力，大便秘结难去，脘腹胀满疼痛，黄芪甘温益气可治其本虚，以复传导之职。

【用法用量】水煎服，10～15g，大剂量可用30～60g。《药品化义》云："蜜炒又能温中，主健脾。"故补气升阳宜蜜炙用，其他方面多生用。

【现代应用】治疗上呼吸道感染、小儿哮喘、高原肺心病、病毒性心肌炎、心衰、缺血性心脏病、冠心病、早搏、白细胞减少症、慢性肾炎、尿潴留、慢性肝病、胃及十二指肠溃疡、胃下垂、鼻炎、小儿多汗症、痹病等。

【使用注意】凡表实邪盛、内有积滞、阴虚阳亢、疮疡阳证实证等均不宜用。

【附方】补阳还五汤（《医林改错》）：黄芪（生）四两，当归尾二钱，赤芍一钱半，地龙（去土）一钱，川芎一钱，红花一钱，桃仁一钱。水煎服。功效：补气活血通络。主治：中风之气虚血瘀证。半身不遂，口眼㖞斜，语言謇涩，口角流涎，小便频数或遗尿，舌暗淡，苔白，脉缓无力。

181. 狗脊

【原文】强腰脚、壮筋骨，无如狗脊。

【性味】苦、甘，温。

【归经】归肝、肾经。

【功效】补肝肾，强筋骨，祛风湿。

【主治】

（1）腰痛脚弱，风湿痹痛：狗脊甘温，能补益肝肾、强筋壮骨；其苦温之性，又能祛风除湿、通痹止痛，且善坚脊骨，腰痛脊强非此莫除。

（2）肾关不固，遗尿遗精：狗脊可温补下元，固摄肾关。

（3）冲任虚寒，带下白浊：狗脊能补益肝肾、调理冲任、温燥祛湿，可治疗下焦虚寒、冲任不固、寒湿带下及白浊等症。

【用法用量】水煎服，6～12g，亦可熬成膏或入丸散；外用煎水洗。

【现代应用】治疗拔牙出血、溃疡、腰腿痛、坐骨神经痛等。

【使用注意】阴虚有热、小便不利或短涩赤黄、口苦舌干者均忌用。

【附方】狗脊丸（《太平圣惠方》）：狗脊二两，萆薢二两，菟丝子一两。捣罗为末，炼蜜和丸，如梧桐子大，每日空心及晚食前服三十丸，空心以温酒送下。功效：补肝肾，强腰膝。主治：五种腰痛，脚膝不利。

182. 菟丝子

【原文】菟丝子补肾以明目。

【性味】甘，温。

【归经】归肝、肾、脾经。

【功效】补益肝肾，固精缩尿，明目，止泻，止渴，安胎。

【主治】

（1）阳痿不举，宫冷不孕：菟丝子甘温入肾，能补益肾阳、肾阴，为平补阴阳之品，可用于治疗肾气不足、下元虚损、男子阳痿、女子宫冷等症。

（2）遗精遗尿，带下白浊：菟丝子可双补肾之阴阳，不燥不腻，用于治疗肾气不足，肾关失固之遗精遗尿、带下白浊，有固精缩尿之功。

（3）足膝痿弱，腰脚疼痛：菟丝子可补肝肾、添精益髓、强健筋骨，用于治疗肝肾不足，腰痛足痿。

（4）目昏目暗，视物不清：菟丝子可益肾养肝，使精血上注而有明目之能，用于治疗肝肾不足，目失所养所致目暗昏花、视力减退等症。

（5）脾虚便溏，泄泻食少：菟丝子既能助阳，又能益精，不燥不腻，为平补肝、肾、脾之良药。可治脾肾两虚，食少纳差，泄泻便溏。

（6）脏腑虚劳，阴虚消渴：菟丝子甘温，能双补阴阳，用于治疗肾水不足，真阴亏耗，消渴不止，可单用菟丝子，如《本草纲目》引《事林广记》方，以菟丝子煎汁，任意饮之，以止为度；《全生指迷方》也以菟丝子单用为丸散，止消渴。

（7）胎元不固，胎动下血：菟丝子可补肝肾、固冲任，有安胎止血之功。

【用法用量】水煎服，10~20g；外用适量。

【现代应用】治疗功能性子宫出血、男性不育症、女性不孕症、尿路感染、白癜风、痤疮等。

【使用注意】阴虚火旺、大便燥结、小便短赤者不宜服。

【附方】左归丸（《景岳全书》）：大怀熟地八两，山药（炒）四两，枸杞四两，山茱萸四两，川牛膝（酒洗蒸熟）三两，鹿角胶（敲碎，炒珠）四两，龟板胶（切碎，炒珠）四两，菟丝子（制）四两。先将熟地蒸烂，杵膏，炼蜜为丸，如梧桐子大。每服百余丸，食前用滚汤或淡盐汤送下百余丸；亦可水煎服。功效：滋阴补肾，填精益髓。主治：真阴不足证。头晕目眩，腰酸腿软，遗精滑泄，自汗盗汗，口燥舌干，舌红少苔，脉细。

183. 马蔺花

【原文】马蔺花治疝而有益。

【性味】微苦、辛、微甘，寒。

【归经】归胃、脾、肺、肝经。

【功效】清热解毒，凉血止血，利尿通淋。

【主治】喉痹，吐血衄血，便血，小便不通，淋病，疝气，痔疮，痈疽，烫伤。

【用法用量】水煎服，3～6g；或入丸散，或绞汁服。外用捣敷。

【现代应用】治疗喉痹、小便不通、衄血等。

【使用注意】多服令人溏泄。

【附方】马蔺花丸（《医学正传》）：马蔺花（醋炒）一两，川楝实一两，橘核一两，海藻（洗净）一两，海带（洗净）一两，昆布（三味俱盐、酒洗炒）一两，桃仁（去皮尖）一两，厚朴（姜制）五钱，木通五钱，枳实（麸炒黄色）五钱，玄胡索（杵碎，炒）五钱，肉桂（去粗皮）五钱，木香五钱，槟榔五钱。为细末，酒糊为丸，如梧桐子大。每服五七十丸，或酒，或姜盐汤送下。功效：行气止痛，软坚散结。主治：疝气及妇人阴坠下，小儿偏坠。

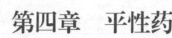
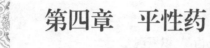

第四章 平性药

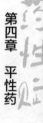

184. 硇砂

【原文】以硇砂[1]而去积。

【注释】

［1］硇砂：为卤化物类矿物硇砂的晶体。

【性味】咸、苦、辛，温。有毒。

【归经】归肝、脾、胃、肺经。

【功效】消积软坚，破瘀散结，化腐生肌，祛痰，利尿。

【主治】癥瘕痃癖，噎膈反胃，痰饮，喉痹，积痢，经闭，目翳，息肉疣赘，疔疮瘰疬，痈肿恶疮。

【用法用量】内服：入丸散，0.3～0.9g。外用：研末点、撒或调敷，或入膏药中贴，或化水点涂。

【现代应用】治疗胃癌、鼻咽和鼻腔恶性肿瘤、外阴瘙痒等。

【使用注意】体虚无实邪积聚者及孕妇忌服。

【附方】硇砂丸（《太平圣惠方》）：硇砂、青礞石、硫黄、京三棱、干漆各半两。捣罗为末，用软饭和丸如小豆大，每服以生姜、橘皮汤下五丸。功效：破瘀散结，消积软坚。主治：

妇人食魇久不消，令人瘦弱食少。

185. 龙齿

【原文】用龙齿[1]以安魂。

【注释】

[1] 龙齿：始载于《神农本草经》，来源与龙骨相同，为古代多种大型哺乳类动物如三趾马、象类、犀牛类等的牙齿化石。采挖龙骨时即可收集龙齿，刷净泥土，敲去牙床，碾碎生用，为生龙齿。也可取生品在无烟炉火上或入坩埚内煅至红透，取出，放凉，碾碎入药，称煅龙齿。商品按形状分为青龙齿、白龙齿和龙齿墩3种。习惯认为，青龙齿表面青灰色或棕绿色、有棕黄色条纹、具光泽釉质层、体重、质坚硬者品质最优，而龙齿墩质量较次。

【性味】甘、涩，凉。

【归经】归心、肺经。

【功效】镇惊安神。

【主治】惊痫癫狂、心悸怔忡、失眠多梦等症。

【用法用量】水煎服，15～30g，宜先煎。外用适量。镇静安神、平肝潜阳多生用，收敛固涩宜煅用。

【现代应用】治疗痴呆、失眠、汗证、心悸、虚劳、围绝经期综合征等。

【附方】龙齿丸（《圣济总录》）：龙齿、铁粉、凝水石各一两，茯神一两半。捣研罗为末，炼蜜丸如梧子大，每服二十丸，温米饮下。功效：镇静安神。主治：因惊成痫，狂言妄语。

186. 青皮

【原文】青皮快膈除膨胀，且利脾胃。

【性味】苦、辛，温。

【归经】归肝、胆、胃经。

【功效】疏肝理气，消积化滞。

【主治】

（1）肝郁气滞诸痛证：青皮主入肝经，苦泄下行，辛散温通，能疏肝理气，散结止痛而治肝郁气滞之胸胁胀痛、疝气痛、乳房肿痛等。

（2）气滞脘腹疼痛：青皮辛行温通，入胃而行气止痛，可用于治疗脘腹胀痛。

（3）食积腹痛：青皮辛行苦降，性温通行，且入胃经，故能消积化滞、和胃降气、行气止痛，可治疗食积气滞、脘腹胀痛。

（4）癥瘕积聚、久疟痞块等：青皮气味峻烈，苦泄力大，辛散温通力强，能破气散结，可用于治疗气滞血瘀之癥瘕积聚、久疟痞块。

【用法用量】水煎服，3～10g。醋炙疏肝止痛力增强。

【现代应用】治疗急性乳腺炎、休克、阵发性室上性心动过速、胃扭转、非胆总管胆石症等。

【使用注意】陈皮、青皮均能行气化滞，用于治疗气滞证。但陈皮性温而不峻，行气力缓，常用于脾胃气滞证；且其质轻上浮，兼入肺经，还有燥湿化痰之功，善治湿痰咳嗽。青皮性较峻烈，行气力猛，苦泄下行，能疏肝破气，散结止痛，主治肝郁诸证；且其善消积，食积气滞证亦常用之。故张子和云："陈皮升浮，入脾肺治高而主通；青皮沉降，入肝胆治低而主泻。"

【附方】清脾饮（《济生方》）：青皮（去白）、厚朴（姜汁炒）、白术、草果仁、柴胡（去芦）、茯苓、黄芩、半夏（汤泡七次）、甘草（炙）各等分。每服四钱，姜五片，水煎，温服。功效：燥湿化痰，泄热清脾。主治：疟疾，热多寒少，口苦咽干，小便赤涩，脉来弦数。

187. 芡实

【原文】芡实益精治白浊，兼补真元。

【性味】甘、涩，平。

【归经】归脾、肾经。

【功效】健脾止泻，益肾固精，除湿止带。

【主治】

（1）脾虚泄泻：《本草求真》谓芡实"惟其味甘补脾，故能利湿，而泄泻腹痛可治"。芡实能健脾除湿、涩肠止泻，常用于脾气虚弱，湿盛下注，久泻不愈。

（2）肾虚遗精，白浊，小便不禁：芡实甘涩收敛，入足少阴肾经，善益肾固精。《本草求真》曰："芡实如何固肾，以其味涩之故。"《本草从新》谓芡实能"补脾固肾，治梦遗滑精"，常用于肾气不固之腰膝酸软，遗精滑精。

（3）带下：芡实甘淡敛涩，能益肾健脾、收敛固涩、除湿止带，为治带下常用之品。

【用法用量】水煎服，10～15g。

【现代应用】治疗遗精、白带增多等。

【使用注意】芡实性涩敛，大小便不利者不宜用。

【附方】易黄汤（《傅青主女科》）：山药（炒）一两，芡实（炒）一两，黄柏（盐水炒）二钱，车前子（酒炒）一钱，白果（碎）十枚。水煎服。功效：固肾止带，清热祛湿。主治：肾虚湿热带下。带下黏稠量多，色黄如浓茶汁，其气腥秽，舌红，苔黄腻。

188. 木贼草（木贼）

【原文】木贼草[1]去目翳[2]，崩漏亦医。

【注释】

[1] 木贼草：即木贼，为木贼科植物木贼的干燥地上部分。

[2] 目翳：是指眼内所生遮蔽视线之目障。

【性味】甘、苦，平。

【归经】归肺、肝经。

【功效】疏散风热，明目退翳。

【主治】

（1）风热目赤，翳障多泪：木贼能疏散风热、明目退翳，兼有发汗解表之功，主要应用于外感风热、目赤翳障多泪者。

（2）眼出冷泪：木贼能疏风明目、轻清宣上，为明目佳品。可用于治疗风邪上犯，肝经疏泄失调，眼出冷泪，辨证属实者。

（3）目昏多泪：木贼能明目退翳。

（4）肠风下血、妇科出血及其他出血证：木贼兼有止血作用，但药力微薄，很少单独使用，常与其他凉血止血药伍用。

（5）脱肛，血痢，胎动不安，崩漏：《本草经疏》云"木贼草，……其主积块、疗肠风、止痢，及妇人月水不断、崩中赤白、痔疾出血者，皆入血益肝胆之功，肝藏血故也"。木贼归肝经而能止血，故可治疗多种血证及血痢，如《太平圣惠方》用单味木贼水煎温服，治疗月水不断（崩漏）及血痢。

（6）浮肿型脚气，皮肤病性肾炎，水肿。

（7）扁瘊。

【用法用量】水煎汤，3~10g，或入丸散。外用，研末撒。

【现代应用】治疗皮肤病、感冒、黄疸性肝炎、小儿疳积、结膜炎、目翳、肾炎、尿路结石、尿血、便血、血崩、痢疾、疥癣及铅中毒等。

【使用注意】气虚、血虚目疾者慎用。

【附方】木贼散（《仁斋直指方》）：木贼（去节，炒）一两，木馒头（炒）、枳壳（制）、槐角（炒）、茯苓、荆芥各五钱。为末，每服二钱，浓煎枣汤调下。功效：止血。主治：肠风下血。

189. 花蕊石

【原文】花蕊石治金疮，血行则却[1]。

【注释】

[1] 却：完结，此指疾病痊愈。

【性味】酸、涩，平。

【归经】归肝经。

【功效】化瘀止血。

【主治】

（1）吐衄，咯血：花蕊石质坚酸涩，体重沉降，既能止血，又能化瘀，故适用于吐衄、咯血等内有瘀滞的各种出血之证。凡离经之血，都可导致瘀血存留，瘀血不去则血不归经，新血不生。花蕊石既能收敛止血，又能化瘀行血，单味应用，即能取效。如《十药神书》单用花蕊石治瘀滞吐血。亦可配伍其他止血药同用。

（2）创伤出血，瘀滞疼痛：花蕊石研细末外敷，可涩络止血、化瘀止痛。用于创伤出血，既可单味研末外敷，亦可配伍应用。

【用法用量】水煎服，10～15g，或研末吞服，每次1～1.5g。外用适量，研末外掺或调敷。

【现代应用】治疗出血证。

【使用注意】内无瘀滞者慎用，孕妇忌服。花蕊石生用味酸涩，性平，化瘀止血力胜；煅用则味涩，收敛止血力强，外伤出血宜煅后研末用。

【附方】花蕊石散（《普济方》）：花蕊石（煅过）两半，黄柏皮半两，黄连一两。为末，入轻粉和匀，先用温盐水洗疮令净，以帛拭干，调药涂疮上。功效：化瘀止血，清热燥湿。主治：无名恶疮穿溃，经久不愈及痈疽溃烂，脓不干。

190. 决明（石决明）

【原文】决明[1]和肝气，治眼之剂。

【注释】

[1] 决明：即石决明，为鲍科动物杂色鲍、皱纹盘鲍、羊

鲍、澳洲鲍、耳鲍或白鲍的贝壳。

【性味】咸，寒。

【归经】归肝经。

【功效】平肝潜阳，清肝明目。

【主治】

（1）肝阳上亢，头晕目眩：石决明咸寒清热，质重潜阳，专入肝经，而有清泄肝热、镇潜肝阳、利头目之效，为凉肝镇肝之要药。

（2）目赤，翳障，视物昏花：肝开窍于目，石决明能清肝火而明目退翳，为治目疾之常用药，故有"决明"之名。

此外，煅石决明还有收敛、制酸、止痛、止血等作用。可用于胃酸过多之胃脘痛；如研细外敷，可用于外伤出血。《本草汇言》治锁喉风，以石决明火烧醋炙3次，研细末，用米醋调，鹅羽蘸擦喉内，吐痰效。石决明兼清肺热，可解肺结核之消耗热。

【用法用量】水煎服，15～30g；应打碎先煎。平肝、清肝宜生用，外用点眼宜煅用、水飞。

【现代应用】治疗高血压、鸡爪风、目疾等。

【使用注意】石决明咸寒易伤脾胃，故脾胃虚寒、食少便溏者慎用。

【附方】阿胶鸡子黄汤（《通俗伤寒论》）：陈阿胶（烊冲）二钱，生白芍三钱，石决明（杵）五钱，双钩藤二钱，大生地四钱，清炙草六分，生牡蛎（杵）四钱，络石藤三钱，茯神木四钱，鸡子黄（先煎代水）二枚。水煎服。功效：滋阴养血，柔肝息风。主治：邪热久羁，阴血不足，虚风内动。筋脉拘急，手足瘛疭，心烦不寐，或头目眩晕，舌绛少苔，脉细数。

药性赋百日通

【原文】天麻主头眩，祛风之药。

【性味】甘，平。

【归经】归肝经。

【功效】息风止痉，平抑肝阳，祛风通络。

【主治】

（1）肝风内动，惊痫抽搐：天麻主入肝经，功能息风止痉，且味甘质润，作用平和，有定风草之称。

（2）眩晕头痛：天麻既息肝风，又平肝阳，为治眩晕头痛之要药。

（3）肢体麻木，手足不遂，风湿痹痛：天麻能祛外风，通经络，止痛。

【用法用量】水煎服，3~10g。研末冲服，每次1~1.5g。

【现代应用】治疗神经衰弱、眩晕症、神经疼痛症、脑外伤综合征、面肌痉挛症、痹病、腰腿痛、高脂血症、耳聋耳鸣等。

【使用注意】气血虚甚者慎服。

【附方】半夏白术天麻汤（《医学心悟》）：半夏一钱五分，天麻、茯苓、橘红各一钱，白术三钱，甘草五分。加生姜一片、大枣二枚，水煎服。功效：化痰息风，健脾祛湿。主治：风痰上扰证。

192. 甘草

【原文】甘草和诸药而解百毒，盖以性平。

【性味】甘，平。

【归经】归心、肺、脾、胃经。

【功效】益气补中，清热解毒，祛痰止咳，缓急止痛，调和药性。

【主治】

（1）脾胃气虚证：甘草甘平，炙用温而补中、益气健脾，可用于治疗脾胃气虚，倦怠乏力，食少便溏。

（2）心悸脏躁：甘草味甘入心经，能补益心气、鼓动血脉，可用于治疗心气不足，心动悸，脉结代。

（3）咳嗽气喘：甘草甘润平和，归肺经，可补益肺气、润肺止咳，无论外感内伤、寒热虚实、新病久咳均可应用。如《本草纲目》载《广利方》单用炙甘草为末服，治肺痿久嗽；但多入复方配伍应用。

（4）脘腹、四肢挛急疼痛：甘草味甘，能补脾益气、缓急止痛，适用于治疗中焦虚寒，脘腹隐痛不适。

（5）痈疽疮疡：甘草甘平，生用则性凉，既能清热，又善解毒，治邪毒蕴结肌肤所致痈疽疮肿等症，单用内服、外敷均效。如《外科精要》治一切痈疽，以甘草熬膏内服；《外科大成》治丹毒，以甘草煎汁淋洗；《疮疡外用本草》治皮肤突发红肿或湿疹瘙痒，以甘草煎汁，用消毒纱布蘸液湿敷；但常入复方应用，以提高疗效。甘草善止茎中疼痛，尤以生甘草梢为佳，可直达茎中而止痛，如《珍珠囊》单用生甘草梢水煎服，治茎中痛。

（6）咽喉肿痛：热毒蕴结，上攻咽喉，可致咽喉肿痛。甘草能清热解毒，治咽喉肿痛每用。若症状较轻，红肿不甚，可单用。

（7）药食中毒：《本草图经》云"甘草能解百药毒，为众药之要"，故甘草常用于治疗各种药物、食物中毒，可单用。

（8）调和药性：甘草味甘性平，得中和之性，毒药得之解其毒，刚药得之和其性，表药得之助其外，下药得之缓其速，调和药性，每为要药，故有"国老"之美誉。此外，以甘草煎汁作为液体辅料炮制某些饮片，有缓和药性、降低毒性的作用；以甘草制成浸膏，研成细粉，用于制取膏、丸、片剂，除能缓和药性、降低毒性外，还有矫味、粘合的作用。

（9）风湿痹痛：《景岳全书》云"甘草……坚筋骨，健脾胃"，故甘草亦可配伍用于治疗风湿痹痛。

此外，《本草纲目》载李楼《怪症奇方》以甘草煎蜜外涂，治汤火灼伤。

【用法用量】水煎服，3～10g。清热解毒宜生用，补中缓急宜炙用。

【现代应用】治疗胃及十二指肠溃疡、肝炎、心律不齐、早搏、过敏性紫癜、低血压、食物中毒、流行性乙型脑炎、结核、慢性咽炎、急性乳腺炎、耳鼻部炎症、尿崩症、皮肤溃疡、手足癣、冻伤、药疹等。

【使用注意】

（1）《本草经集注》云："甘草反甘遂、大戟、芫花、海藻。"《中华人民共和国药典》（2020版）云："不宜与海藻、京大戟、红大戟、甘遂、芫花同用。"

（2）甘草味甘，能助湿壅气，令人中满，故湿盛而胸腹胀满及呕吐者忌服。

（3）长期大量服用本品，可出现浮肿、血压升高、钠潴留、血钾降低、四肢无力、痉挛麻木、头晕、头痛等不良反应，故不宜大量久服。各种水肿、肾病、高血压、低血钾、充血性心力衰竭等患者均应慎用。

（4）若必须大量久服，为预防或减轻滞钠排钾及浮肿等副作用，可配伍适量的泽泻、茯苓等利水渗湿药，并宜低盐饮食。若在服用期间出现浮肿、高血压等不良反应，应立即减少用量或递减停用。若出现低血钾症，可口服补钾。

【附方】炙甘草汤（《伤寒论》）：甘草（炙）四两，生姜（切）三两，桂枝（去皮）三两，人参二两，生地黄一斤，阿胶二两，麦门冬（去心）半升，麻仁半升，大枣（擘）三十枚。水煎服，阿胶烊化，冲服。功效：益气滋阴，通阳复脉。主治：①阴血阳气虚弱，心脉失养证。脉结代，心动悸，虚羸少气，舌光少苔，或质干而瘦小者。②虚劳肺痿。干咳无痰，或咳吐涎沫，量少，形瘦短气，虚烦不眠，自汗盗汗，咽干舌燥，大便干结，脉虚数。

193. 石斛

【原文】石斛平胃气而补肾虚，更医脚弱[1]。

【注释】

[1] 脚弱：指脚膝软弱之证，包括脚气和气脚。

【性味】甘，微寒。

【归经】归胃、肾经。

【功效】养阴清热，益胃生津，明目。

【主治】

（1）津伤烦渴，内热消渴：石斛味甘性寒，入胃经，善于养胃阴，生津液，止烦渴。

（2）阴虚发热：石斛甘寒，入肾经，能滋肾阴，退虚热。

（3）肝肾阴虚，目暗昏花：石斛入肾经能补肾益精明目。

（4）肾虚痿痹，腰膝软弱：石斛能补肝肾，强筋骨。

（5）吐血，咳喘：石斛能清热养阴生津。

【用法用量】水煎服，10～15g。鲜用，可用15～30g。干品入汤剂宜生煎。

【现代应用】治疗慢性胃炎等。

【使用注意】温热病早期阴未伤者、湿温病未化燥者、脾胃虚寒者禁服。

【附方】清暑益气汤（《温热经纬》，原书未著用量）：西洋参，石斛，麦冬，黄连，竹叶，荷梗，知母，甘草，粳米，西瓜翠衣。水煎服。功效：清暑益气，养阴生津。主治：暑热气津两伤证。身热汗多，口渴心烦，小便短赤，体倦少气，精神不振，脉虚数。

194. 商陆

【原文】商陆治肿。

【性味】苦，寒。有毒。

【归经】归肺、脾、肾、大肠经。

【功效】泻下利水，消肿散结。

【主治】

（1）水肿，臌胀：商陆苦寒性降，能通利二便而排水湿，具有较好的泻下利水作用。

（2）疮痈肿毒：商陆外用有消肿散结解毒的作用。

【用法用量】水煎服，5～10g。醋制可以降低毒性。外用适量。

【现代应用】治疗水肿、慢性气管炎、原发性血小板减少性紫癜、乳腺增生、带下日久、银屑病等。

【使用注意】孕妇忌用。

【附方】疏凿饮子（《济生方》）：泽泻、商陆、赤小豆（炒）、羌活（去芦）、大腹皮、椒目、木通、秦艽（去芦）、茯苓皮、槟榔各等分。每服四钱，生姜五片，水煎，温服，不拘时候。功效：泻下逐水，疏风发表。主治：水湿壅盛，遍身水肿，气喘口渴，二便不利，脉沉实。

195. 覆盆（覆盆子）

【原文】覆盆[1]益精。

【注释】

[1]覆盆：指覆盆子，为蔷薇科植物华东覆盆子的干燥果实。

【性味】甘、酸，微温。

【归经】归肝、肾经。

【功效】益肾，固精，缩尿，明目。

【主治】

（1）遗尿，尿频：覆盆子甘温可助阳，酸涩可缩尿，入肾、膀胱经，能温补肾阳而固涩缩尿，《本草经疏》云覆盆子能"益肾脏，缩小便"，可用于肾气不足，下元虚冷，膀胱失约而致遗尿、小便余沥、尿频等。

（2）遗精，滑精：《本草通玄》云覆盆子"强肾而无燥热之偏，固精无凝涩之害"，入肾经，善补肾益精，固涩止遗。

（3）阳痿，不孕：《药性论》云覆盆子"主阴痿"，《本草通玄》谓覆盆子能"起阳治痿"，《本草述》曰覆盆子"或补肾元阳，或益肾阴气，或专滋精血，随其所宜之主，皆能助阳为理也"。覆盆子甘酸微温，可补可收，能补阴益精气，敛耗散之气而生精液，起阳事，固精关，常用于肾阳不足、精寒精清、阳痿不举、遗泄不育及妇女宫冷不孕等，可单用，如《濒湖集简方》以覆盆子浸酒服。

（4）肝肾不足，目暗不明：覆盆子酸甘能化阴，入肝肾，有益肝肾明目的作用，久服能改善视力，《本草从新》云覆盆子能"补肝虚而能明目"，可用于肝肾不足、两目昏花、视物不清等，可单用。

【用法用量】水煎服，5～10g。

【现代应用】治疗遗精、遗尿等。

【使用注意】肾虚有火、小便短涩者慎用。

【附方】五子衍宗丸（《摄生众妙方》）：枸杞子八两，菟丝子（酒蒸，捣饼）八两，五味子（研碎）二两，覆盆子（酒洗，去目）四两，车前子（扬净）二两。俱择精新者，焙晒干，为细末，炼蜜丸，梧桐子大，每服九十丸，上床时五十丸，白沸汤或盐汤送下，冬月用温酒送下。功效：男服此药，填精补髓，疏利肾气，种子。主治：肾虚腰痛，尿后余沥，遗精早泄，阳痿不育。

196. 琥珀

【原文】琥珀安神而散血。

【性味】甘，平。

【归经】归心、肝、膀胱经。

【功效】镇惊安神，活血散瘀，利尿通淋。

【主治】

（1）心神不安，心悸失眠，惊风，癫痫：琥珀主入心、肝二经，质重而镇，具有镇惊安神的功效，可治心神不安、心悸失眠、健忘等症。

（2）瘀血阻滞，痛经经闭，心腹刺痛，癥瘕积聚：琥珀入心、肝血分，有活血通经、散瘀消癥的作用，可治血瘀气阻之痛经经闭。

（3）淋证，癃闭，水肿：《名医别录》云琥珀"通五淋"，《本草别说》云琥珀"治荣而安心利水"。琥珀有利尿通淋的作用，故可用于治疗淋证、尿频、尿痛、癃闭、水肿、小便不利。症轻者，单用有效，如《仁斋直指方》单用琥珀为散，灯心汤送服。

（4）疮痈肿毒，瘰疬，瘿瘤：琥珀能活血散瘀、消肿，并有生肌敛疮之功，可用于治疗疮疡溃后日久不敛者。

【用法用量】研末冲服，或入丸散，每次1.5～3g。外用适量。不入煎剂。忌火煅。

【现代应用】治疗夜游症、心律失常、急性尿路感染、肿瘤、关节疼痛、腰椎骨质增生、瘰疬、烧伤、妇科病等。

【使用注意】只宜暂用，不宜久服。

【附方】至宝丹（《灵苑方》引郑感方，录自《苏沈良方》）：生乌犀（水牛角代）、生玳瑁、琥珀、朱砂、雄黄各一两，牛黄一分，龙脑一分，麝香一分，安息香一两半（酒浸，重

药性赋
百日通

汤煮令化，滤过滓，约取一两），金银箔各五十片。水牛角、玳瑁、安息香、琥珀分别粉碎成细粉；朱砂、雄黄分别水飞成极细粉；将牛黄、麝香、冰片研细，与上述粉末配研，过筛，混匀。加适量炼蜜制成大蜜丸。口服，每次一丸，每日一次。小儿减量。可改为散剂。功效：化浊开窍，清热解毒。主治：痰热内闭心包证。神昏谵语，身热烦躁，痰盛气粗，舌绛苔黄垢腻，脉滑数。亦治中风、中暑、小儿惊厥属于痰热内闭者。

197. 朱砂

【原文】朱砂镇心而有灵。

【性味】甘，微寒。有毒。

【归经】归心经。

【功效】镇心安神，清热解毒。

【主治】

（1）心神不宁，心悸，失眠：朱砂甘寒质重，寒能降火，重能镇怯，专入心经，既能重镇安神，又能清心安神，为镇心、清火、安神定志之要药。

（2）癫痫，惊风：朱砂质重而镇，有镇惊止痉之功，故可用于治疗温热病，热入心包或痰热内闭所致的高热烦躁、神昏谵语、惊厥抽搐。

（3）疮疡肿毒，咽喉肿痛，口舌生疮：朱砂性寒，不论内服、外用，均有较强的清热解毒作用。

（4）眼目昏暗，视物不明：《神农本草经》云朱砂主"明目"，《太平圣惠方》以朱砂末入青羊胆中，阴干，取出，丸如小豆大，名朱砂丸，每于食后以粥饮下10丸，能令彻视远见。

（5）消渴：朱砂性寒，善清热降火，若与其他滋阴清热药配伍，可用于治疗心虚蕴热，或饮酒过多引发的消渴。

【用法用量】内服，入丸散或研末冲服，每次0.1～0.5g。外用适量。

【现代应用】治疗精神疾病、心律失常、病毒性心肌炎、神经性呕吐、结核盗汗、急性细菌性痢疾、产后血晕、小儿疳积、小儿夜啼、白内障、牙痛、口腔炎等。

【使用注意】朱砂含汞有毒，不可过量或长期服用，以防汞中毒。肝肾功能不正常者慎用，以免加重病情。入药只宜生用，忌火煅，火煅则析出汞，毒性增强。

【附方】朱砂安神丸（《内外伤辨惑论》）：朱砂（另研，水飞为衣）五钱，黄连（去须，净，酒洗）六钱，炙甘草五钱半，生地黄一钱半，当归二钱半。研末，炼蜜为丸，每次十五丸或二十丸，临睡前温开水送服；亦可作汤剂，朱砂研细末水飞，以药汤送服。功效：镇心安神，清热养血。主治：心火亢盛，阴血不足证。失眠多梦，惊悸怔忡，心烦神乱，或胸中懊恼，舌尖红，脉细数。

198. 牛膝

【原文】牛膝强足补精，兼疗腰痛。

【性味】苦、酸，平。

【归经】归肝、肾经。

【功效】活血通经，引火（血）下行，补肝肾，强筋骨，利水通淋。

【主治】

（1）痛经经闭，产后腹痛，胞衣不下：牛膝入血分，性善下行，能活血祛瘀而通经，对妇人瘀滞痛经、经闭、月经不调及产后腹痛、难产、胞衣不下诸疾每多应用，诚如《本草正义》所谓"所主皆气血壅滞之病"。

（2）跌打损伤，瘀滞作痛：牛膝能散血破瘀以疗伤，故跌打损伤亦多应用。如治金疮作痛，《梅师方》以生牛膝捣敷。

（3）上部火热证：牛膝味苦泄降，能导火热下行，以降上炎之火。

（4）腰膝酸痛，下肢痿软：牛膝既能补肝肾、强腰膝，又能活血通经、利关节，故善治腰膝关节酸痛等症。

（5）淋证，水肿，小便不利：牛膝性善下行，能利尿通淋。

（6）癥瘕积聚：牛膝能活血通脉以消散癥瘕，治腹内血结、癥瘕，疼痛难忍，《补缺肘后方》单用酒煎服。

此外，牛膝又能苦泄清热、消痈散肿，还可用于治疗痈疽疮疖、喉痹、咽痛。如治痈疖已溃，可单用捣敷。

【用法用量】水煎服，6～15g。活血通经、引火（血）下行、利水通淋宜生用，补肝肾、强筋骨宜酒炙用。

【现代应用】治疗功能性子宫出血、中期妊娠引产、鼻衄、乳糜尿、小儿肺炎、麻疹合并喉炎、术后肠粘连等。

【使用注意】孕妇及月经过多者忌用，肾虚遗精、滑精、脾虚泄泻者慎用。牛膝有川牛膝和怀牛膝之分。两者均能活血通经、引火（血）下行、补肝肾、强筋骨、利尿通淋，但川牛膝偏于活血祛瘀、通利关节，怀牛膝偏于补肝肾、强筋骨。

【附方】玉女煎（《景岳全书》）：石膏三至五钱，熟地三至五钱或一两，麦冬二钱，知母、牛膝各一钱半。水煎服。功效：清胃热，滋肾阴。主治：胃热阴虚证。头痛，牙痛，齿松牙衄，烦热干渴，舌红苔黄而干。亦治消渴、消谷善饥等。

199. 龙骨

【原文】龙骨止汗住泄，更治血崩。

【性味】甘、涩，平。

【归经】归心、肝、肾经。

【功效】镇惊安神，平肝潜阳，收敛固涩。

【主治】

（1）心神不安，心悸失眠，惊痫癫狂：龙骨质重，入心、肝经，能镇惊安神，为重镇安神之要药。

（2）肝阳眩晕：龙骨入肝经，质重沉降，有较强的平肝潜阳作用，故常用于治疗肝阴不足，肝阳上亢所致的头晕目眩、烦躁易怒等症。

（3）遗精、滑精，遗尿、尿频，崩漏、带下，自汗、盗汗，外伤出血：龙骨味涩能敛，有收敛固涩功效，故通过不同配伍可治疗多种正虚滑脱之症。

（4）湿疮痒疹，疮疡久溃不敛：龙骨性收涩，有收湿、敛疮、生肌之效。

（5）久泻久痢：龙骨味涩，有涩肠之功。《神农本草经》云龙骨"主泻痢脓血"，《日华子本草》云龙骨"涩肠胃、止泻痢"，故可用于治疗泻痢日久不止者，如《肘后方》治久下利，经时不止而成休息痢者，用单味龙骨水煎服，或以米饮和为丸，每服10丸。

【用法用量】水煎服，15～30g，宜先煎。外用适量。收敛
固涩宜煅用，其他宜生用。

【现代应用】治疗失眠、精神分裂症、汗出不止、佝偻病、
遗精、滑精、胃及十二指肠溃疡、老年前列腺增生症、痔疮、小
儿腹泻等。

【使用注意】龙骨收敛作用较强，若非滑脱不禁或有湿热积
滞者不宜用。

【附方】金锁固精丸（《医方集解》）：沙苑蒺藜（炒）、
芡实（蒸）、莲须各二两，龙骨（酥炙）、牡蛎（盐水煮一日一
夜，煅粉）各一两。为细末，以莲子粉糊丸，空腹淡盐汤送下；
亦作汤剂，加莲子肉适量，水煎服。功效：涩精补肾。主治：肾
虚不固之遗精。遗精滑泄，神疲乏力，腰痛耳鸣，舌淡苔白，脉
细弱。

200. 甘松

【原文】甘松理风气而痛止。

【性味】辛、甘，温。

【归经】归脾、胃经。

【功效】行气止痛，开郁醒脾。

【主治】

（1）脘腹胀痛，不思饮食：甘松味辛可行气，芳香可醒
脾，性温可散寒，故能行气畅中、醒脾开胃、散寒止痛。

（2）湿脚气：甘松能收湿拔毒而治湿脚气。

【用法用量】水煎服，3～6g。外用适量。

【现代应用】治疗失眠、冠心病、糖尿病前期、胃脘痛、腹痛、哮喘等。

【使用注意】气虚血热者忌服。

【附方】甘松香丸（《鸡峰普济方》）：半夏曲、天南星各二两，甘松一两，陈橘皮一两半。为细末，水煮面和为丸，如梧桐子大，每服二十丸，生姜汤下，食后服。功效：行气健脾化痰。主治：痰眩。

201. 蒺藜

【原文】蒺藜疗风疮而目明。

【性味】苦、辛，平。

【归经】归肝经。

【功效】平肝疏肝，祛风明目。

【主治】

（1）肝阳上亢，头晕目眩：蒺藜味苦降泄，主入肝经，有平肝潜阳之功，可用于治疗肝阳上亢之头晕眼花等症。

（2）胸胁胀痛，乳闭胀痛：肝主疏泄，肝郁则疏泄失常，气机郁滞，血行不畅，进而发生胸胁胀痛，妇女月经不调，乳汁不通，甚或乳痈等肝气郁结病症。蒺藜苦泄辛散，其性宣行快便，功能疏肝而散郁结，尚入血分而活血，故可用于治疗上述诸症。

（3）风热上攻，目赤翳障：目病为风木之邪，风盛则目病，风去则目明。蒺藜味辛，入肝经，能疏散肝经风热而明目退翳，为祛风明目要药，可用于治疗风热目赤肿痛、多泪多眵或翳膜遮睛等症。

（4）风疹瘙痒，白癜风：蒺藜辛散苦泄，轻扬疏散，故有祛风止痒之功。

此外，《外台秘要》单用蒺藜内服，治急引腰脊痛。

【用法用量】水煎服，6~15g，或入丸散。外用适量。

【现代应用】治疗冠心病、缺血性脑血管疾病、小儿秋季腹泻、性功能障碍、疖肿、白癜风等。

【使用注意】蒺藜辛散，血虚气弱者及孕妇慎用。蒺藜生用可平肝疏风，用于头痛眩晕；炒蒺藜长于活血祛风，用于目赤肿痛等；盐蒺藜既可平肝解郁，又可补肾明目，用于高血压、头目眩晕。

【附方】当归饮子（《济生方》）：当归（去芦）、白芍药、川芎、生地黄（洗）、白蒺藜（炒，去尖）、防风（去芦）、荆芥穗各一两，何首乌，黄芪（去芦）各半两，甘草（炙）半两。每服四钱，加生姜五片，用水煎，温服，不拘时候。功效：养血活血，祛风止痒。主治：风疹、湿疹属于血虚有热，风邪外袭者。症见皮肤出现淡红色斑疹，瘙痒，舌淡红苔白。

202.人参

【原文】人参润肺宁心，开脾助胃。

【性味】甘、微苦，微温。

【归经】归心、肺、脾经。

【功效】大补元气，补脾益肺，生津，安神。

【主治】

（1）气虚欲脱，阴阳欲竭：人参味甘性微温，能大补元气，回阳气于垂绝，去虚邪于俄顷，为治疗虚劳内伤第一要药，故凡大失血、大汗、大吐泻及一切疾病导致的元气虚极欲脱之症，单用人参即效，如《景岳全书》独参汤，即以大剂量人参一味浓煎服，治疗猝然虚脱，有拯危救脱之效。

（2）脾气亏虚，中气下陷：人参甘温，入脾经，可补脾调中，鼓舞脾气，助生化之源，为补脾要药。

（3）肺虚喘咳，气短乏力：《用药法象》云"人参甘温，能补肺中元气，肺气旺则四脏之气皆旺……肺主气故也"，故人参亦为补肺气之良药。

（4）津伤口渴，虚热消渴：人参甘温不燥，能补益脾肺、助运化、输精微、布津液，使气旺津生，以达益气生津止渴之效。

（5）失眠健忘，心悸怔忡：人参能大补元气、益心气，气足则神旺。人参既能补气以安定心神，又能益智而振奋精神。

（6）气虚失摄之吐衄、崩漏：气为血帅，气虚失摄，血不循经而外溢，可引起吐血、鼻衄、紫癜，甚至崩漏下血等诸种血证。人参甘温益气，可助摄纳。

（7）气虚邪盛，感冒、便秘：素体气虚，卫外不固，则外感风寒，邪不易解，人参可益气扶正，使正气足以祛邪外出。

（8）血虚萎黄：人参甘温，能大补元气、益气生血，故可用于治疗脾胃气虚，化源不足，血虚萎黄。

（9）阳痿宫冷：人参味甘性温，能大补元气，有益气助阳之效，故亦可用于治疗元气不足、命门火衰、阳痿宫冷等症。

（10）气虚血瘀，中风偏瘫，胸痹心痛：《薛氏医案》云"人参，但入肺经，助肺气而通经活血，乃气中之血药也"，故人参对因虚致瘀之中风、胸痹甚为相宜。

药性赋 百日通

（11）气虚神乱，风痰惊痫。

（12）气虚反胃，呕吐呃逆。

【用法用量】入汤剂，5～10g，宜文火另煎，将参汁兑入其他药汤内服；用于危急重症，剂量可酌增为15～30g，煎浓汁分数次灌服；研末吞服，每次1.5～2g。

【现代应用】治疗休克、冠心病、病毒性心肌炎、高凝血症、消化不良、脱肛、糖尿病、慢性胃肠病、白细胞减少症、过敏性鼻炎、肿瘤、急慢性肝炎、风湿性关节炎、性功能障碍、肾性贫血、慢性阻塞性肺病等。

【使用注意】人参甘而微温，有助火壅滞敛邪之弊，凡骨蒸劳热、血热吐衄、肝阳上亢、目赤头眩等一切实证、火郁之证均不宜使用。人参反藜芦，畏五灵脂，不宜与莱菔子同用，服时不宜同时吃萝卜或喝茶，以免影响补力。人参因产地、加工方法及药用部位的不同，功效亦有差异。野山参可大补元气，功效卓著，但产量小，价格昂贵，故多用于危急重症的抢救；园参补益之力稍逊，但药源广，价较廉，适用于一般的虚弱证候。红参性偏温，适用于气虚阳弱者；生晒参性偏凉，气阴不足之证用之较佳。参须补益力弱，多用于气津亏损轻证。

【附方】参附汤（《正体类要》）：人参四钱，附子（炮，去皮、脐）三钱。水煎服。阳气脱陷者，倍用之。功效：益气回阳固脱。主治：阳气暴脱证。四肢厥逆，冷汗淋漓，呼吸微弱，脉微欲绝。

203. 蒲黄

【原义】蒲黄止崩治衄，消瘀调经。

【性味】甘，平。

【归经】归肝、心包经。

【功效】化瘀，止血，利尿。

【主治】

（1）吐血，衄血：蒲黄性味甘平，长于收敛止血，兼有活血行瘀之功，为止血行瘀之要药，有止血而不留瘀的特点。各种出血病症皆可应用，尤多用于吐血、衄血。如《简要济众方》以蒲黄捣散服用，用于治疗吐血、唾血。

（2）血淋，崩漏：蒲黄既能止血祛瘀，又能利尿通淋，故可用于治疗血淋尿血。

（3）跌打损伤，外伤出血：蒲黄能活血化瘀，可用于治疗跌打损伤、瘀血作痛，如《塞上方》单用蒲黄末，空心温酒服，以治坠伤扑损，瘀血在内，烦闷者。其用于治疗外伤出血，不仅可内服，也可外敷，可单用外掺伤口。

（4）心腹疼痛，产后瘀痛：蒲黄生用以活血行瘀见长，可治心腹诸痛，尤为妇科所常用。

【用法用量】内服：3～10g，入汤剂，包煎。外用：适量，掺用或调敷。

【现代应用】防治产后子宫收缩不良、恶露不净，治疗高脂血症、湿疹、特异性溃疡性结肠炎等。

【使用注意】孕妇忌服，无瘀滞者慎用。一般认为生用性滑，长于行血；炒炭性涩，功专止血。但根据临床实践及实验研究，生蒲黄也有止血作用，不论入汤剂煎服，还是研细末吞服，均可止血。炒炭后止血作用较佳，临床专用以止血，已无行血祛瘀及利尿之功。故治瘀滞诸症，宜生用；治失血诸症，则生用、炒炭皆可，宜酌情择用，如无瘀者可用蒲黄炭，出血而兼有瘀者，可用生蒲黄，或炒炭、生用各半。

【附方】少腹逐瘀汤（《医林改错》）：小茴香（炒）七粒，干姜（炒）二分，延胡索一钱，没药二钱，当归三钱，川芎二钱，官桂一钱，赤芍二钱，蒲黄三钱，五灵脂（炒）二钱。水煎服。功效：活血祛瘀，温经止痛。主治：寒凝血瘀证。少腹瘀血积块疼痛或不痛，或痛而无积块，或少腹胀满，或经期腰酸，少腹作胀，或月经一月见三五次，接连不断，断而又来，其色或紫或黑，或有瘀块，或崩漏兼少腹疼痛等。

204. 南星（天南星）

【原文】南星[1]醒脾，去惊风痰吐之忧。

【注释】

[1] 南星：即天南星，为天南星科植物天南星、异叶天南星或东北天南星的干燥块茎。生天南星的炮制加工品称为制天南星。胆南星为生天南星的细粉与牛、羊或猪胆汁经发酵加工而成，或制天南星的细粉与牛、羊或猪胆汁经加工而成。

【性味】苦、辛，温。有毒。

【归经】归肺、肝、脾经。

【功效】燥湿化痰，祛风止痉，散结消肿。

【主治】

（1）痰湿壅滞，顽痰咳嗽：天南星燥湿化痰功似半夏，而温燥之性更甚，其祛痰之力较强，湿痰、寒痰、顽痰多用。

（2）风痰眩晕，中风痰壅，口眼㖞斜，半身不遂，破伤风：天南星专走经络，善祛风痰而止痉。

（3）痈疽疮疖，痰核肿痛，毒蛇咬伤：天南星外用有消肿散结止痛之功。

【用法用量】水煎服，3～10g，多制用。外用生南星适量，研末以醋或酒调敷患处。

【现代应用】治疗癌症、颈淋巴结核、流行性腮腺炎、冠心病、高脂血症、中风、癫痫、慢性头风痛、面神经麻痹、三叉神经痛、百日咳、痛风、流涎、精液液化不良、急性牙龈炎、牙周脓肿、肋软骨炎、肩关节周围炎、乳痈、睑腺炎、带状疱疹、跌打损伤等。

【使用注意】天南星性燥走散而有毒，易伤阴液，故阴虚燥痰、热极生风者及孕妇忌用。

【附方】导痰汤（《传信适用方》引皇甫坦方）：半夏（汤洗七次）四两，天南星（细切，姜汁浸）一两，枳实（去瓤）一两，橘红一两，赤茯苓一两。加生姜四片，水煎服。功效：燥湿化痰，行气开郁。主治：痰厥证。头目眩晕或痰饮壅盛，胸膈痞塞，胁肋胀满，头痛呕逆，喘急痰嗽，涕唾稠黏，舌苔厚腻，脉滑。

205. 三棱

【原文】三棱破积，除血块气滞之症。

【性味】辛、苦，平。

【归经】归肝、脾经。

【功效】破血行气，消积止痛。

【主治】

（1）气滞血瘀，癥瘕积聚：三棱功类莪术，能破血中之气而消散积聚。用于治疗癥瘕积聚，多与其他破血逐瘀之品同用。

（2）血瘀经闭，产后瘀痛：三棱既能破血逐瘀，又能行气止痛。

（3）食积气滞，脘腹胀满：三棱能消食化积，行气止痛。

【用法用量】内服，入汤剂一般用3～10g。醋制有加强止痛的作用。

【现代应用】治疗中风、冠心病、阑尾周围脓肿、盆腔炎、宫外孕等。

【使用注意】三棱破血逐瘀力强，月经过多者及孕妇忌用。

【附方】三棱散（《太平惠民和剂局方》）：蓬莪术（煨）、益智仁、京三棱（煨，切）、青皮（去白）各二两，白茯苓（焙）四两，甘草三两。每服二钱，枣一枚擘破，盐少许，水煎，温服，不拘时候。功效：破血行气，消积止痛。主治：酒食所伤，胸膈不快，腹胁胀满，呕吐酸水，翻胃脾疼，食积气块，攻刺腹胁，不思饮食，日渐羸瘦。

206. 没食（没食子）

【原文】没食[1]主泄泻而神效。

【注释】

[1]没食：指没食子。为没食子蜂幼虫寄生于壳斗科植物没食子树幼枝上所生的虫瘿。

【性味】苦，温。

【归经】归肺、脾、肾经。

【功效】涩肠，固精，止咳，止血，敛疮。

【主治】久泻久痢，遗精，盗汗，咳嗽，咯血，便血，痔血，创伤出血，疮疡久不收口，口疮，齿痛。

【用法用量】水煎服，5～10g；或入丸散。外用适量，研末、外撒或调敷。

【现代应用】治疗口腔癌、乳腺癌、病毒性心肌炎等。

【使用注意】凡泻痢初起、湿热内郁或有积滞者忌服。

【附方】没食子散（《太平圣惠方》）：没食子（微煨）一枚，肉豆蔻（去壳）一枚，樗根（锉）三分，茜根（锉）半两，茶末一分。每服一钱，水煎，放温，不拘时候服。功效：活血解毒止痢。主治：小儿血痢不止。

207. 皂角（大皂角）

【原文】皂角[1]治风痰而响应[2]。

【注释】

[1] 皂角：即大皂角，为豆科植物皂荚的干燥成熟果实。

[2] 响应：比喻见效快。

【性味】辛、咸，温。有小毒。

【归经】归肺、大肠经。

【功效】祛痰开窍，散结消肿。

【主治】

（1）中风口噤，喉痹痰阻：大皂角味辛而性窜，入鼻则嚏，入喉则吐，既有强烈的祛痰之力，又有良好的通窍开闭作用。

（2）顽痰阻塞，胸闷咳喘：大皂角辛能通利气道，咸能软化胶结之痰，而有辛开温通之力。治疗顽痰阻塞、咳逆上气、时吐稠痰、难以平卧时，可单用大皂角研末，以蜜为丸，枣汤送服，如《金匮要略》的皂荚丸。

（3）痈疽疮肿：大皂角辛开温通，外用具散结消肿之效。用于痈疽疮肿，肿硬未溃者，《仁斋直指方》单用大皂角以醋捣烂研膏，外敷患处。

（4）大便燥结：大皂角可通大肠之闭结。

【用法用量】多研末服，1～1.5g；亦可煎服，1.5～5g。外用适量，研末吹鼻取嚏或研末调敷患处。

【现代应用】治疗哮喘、乳腺炎、急性肠梗阻、亚急性盆腔炎、小儿厌食症、耵聍栓塞、肺结核等。

【使用注意】内服剂量不宜过大，大则引起呕吐、腹泻。大皂角辛散走窜之性极强，非顽痰证实体壮者不宜轻投。孕妇、气虚阴亏及有出血倾向者忌用。

【附方】救急稀涎散（《圣济总录》）：猪牙皂角（如猪牙，肥实不蛀者，削去黑皮）四挺，白矾（通莹者）一两。为细末，再研极细为散。如有患者，可服半钱，重者三钱匕，温水调灌下，不大呕吐，只有微涎稀冷而出，或一升二升，当时省觉，次缓而调治。不可使大攻之，过则伤人。功效：开关涌吐。主治：中风闭证。痰涎壅盛，喉中痰声辘辘，气闭不通，心神昏闷，四肢不收，或倒仆不省，或口角似喝，脉滑实有力者。亦治喉痹。

208. 桑螵蛸

【原文】桑螵蛸[1]疗遗精之泄。

【注释】

[1]桑螵蛸：为螳螂科昆虫大刀螂、小刀螂或巨斧螳螂的卵鞘。

【性味】甘、咸，平。

【归经】归肝、肾经。

【功效】固精缩尿，补肾助阳。

【主治】

（1）肾虚遗精、滑精、白浊：桑螵蛸甘咸入肾，能补肾固精止浊，治下元不足，精关不固之遗精、白浊者。

（2）遗尿、尿频：桑螵蛸能补肾助阳，缩尿止遗，可用于肾阳不足，膀胱虚冷之遗尿、尿频，可单用，或配方用。

（3）肾虚阳痿：桑螵蛸具补肾助阳之功。

【用法用量】水煎服，6～10g。

【现代应用】治疗遗尿症等。

【使用注意】桑螵蛸助阳固涩，故阴虚多火、膀胱有热而小便频数者忌用。

【附方】桑螵蛸散（《本草衍义》）：桑螵蛸、远志、菖蒲、人参、茯神、当归、龙骨、龟甲（醋炙）各一两。除人参外，共研细末，每服二钱，睡前以人参汤调下；亦作汤剂，水煎，睡前服。功效：调补心肾，涩精止遗。主治：心肾两虚证。小便频数，或尿如米泔色，或遗尿，或遗精，心神恍惚，健忘，舌淡苔白，脉细弱。

209. 鸭头血

【原文】鸭头血医水肿之盛。

【性味】甘、咸，寒。

【归经】归肾、膀胱经。

【功效】利水消肿。

【主治】水肿尿涩，咽喉肿痛。

【用法用量】连鸭头同用。现已少用。

【附方】鸭头丸（《重订严氏济生方》）：甜葶苈（略炒）、猪苓（去皮）、汉防己各一两。为细末，绿鸭头血为丸，如梧桐子大，每服七十丸，用木通汤送下。功效：利水消肿。主治：水肿，面赤烦渴，面目肢体悉肿，腹胀喘急，小便涩少。

210. 蛤蚧

【原文】蛤蚧治劳嗽。

【性味】咸，平。

【归经】归肺、肾经。

【功效】补肺益肾，助阳益精，纳气定喘。

【主治】

（1）久咳虚喘，劳嗽咳血：蛤蚧兼入肺肾二经，能补肺气、益肺阴、助肾阳，故可用于治疗肺肾两虚，肾不纳气而致动则气喘、言语难续之虚喘证，为纳气定喘良药。

（2）阳痿不举，遗精滑泄：蛤蚧能助阳益精、补肾养血，平而不燥不烈，可用于治疗精亏血少，阳虚肾惫之阳痿不举、遗精滑泄，有固本培元、助阳道之功。

【用法用量】研末服，每次1~2g，日服3次。亦可浸酒服用1~2对，或用蛤蚧1对清炖，或加瘦肉、冬虫夏草炖服。水煎服，3~7g。

【现代应用】治疗老年性慢性喘息性支气管炎、喘咳、宫颈糜烂、男性不育症、哮喘等。

【使用注意】风寒或实热咳喘忌服。

【附方】人参蛤蚧散（《御药院方》）：蛤蚧（酥炙香熟）一对，人参、茯苓、桑白皮、贝母、知母各二两，甘草（炒紫）五两，杏仁（炒，去皮尖）五两。上为细末，净瓷盒子内盛，每日如茶点服。功效：补肺益肾，止咳定喘。主治：肺肾气虚喘息、咳嗽。痰稠色黄，或咳吐脓血，胸中烦热，身体羸瘦，或遍身浮肿，脉浮虚。

211. 牛蒡子

【原文】牛蒡子疏风壅之痰。

【性味】辛、苦，寒。

【归经】归肺、胃经。

【功效】疏散风热，宣肺透疹，解毒利咽。

【主治】

（1）风热感冒：牛蒡子辛散苦泄，寒能清热，故有疏散风热、宣肺利咽之效。

（2）疹出不透：牛蒡子清泄透散，可疏散风热，从而透泄热毒而使疹子透发。

（3）痈肿疮毒，瘰疬痰核：牛蒡子辛苦性寒，于升浮之中亦有清降之性，能外散其热，内泄其毒，有清热解毒、消肿利咽之效，且性偏滑利，通行大便，故可用于火毒内结、痈肿疮毒，或兼有便秘者。

（4）痄腮，喉痹，大头瘟：牛蒡子能辛散透热，清泄热毒。

（5）咽喉肿痛：牛蒡子苦寒，具有良好的清热解毒、消肿利咽的功效。

（6）肺热咳喘：牛蒡子兼能宣肺利膈，祛痰止咳。

【用法用量】水煎服，3～10g。入汤剂宜捣碎，炒用寒性略减。外用，煎水含漱。

【现代应用】预防猩红热，治疗面瘫、偏头痛等。

【使用注意】牛蒡子性寒滑利，气虚便溏者慎用。

【附方】普济消毒饮（《东垣试效方》）：黄芩（酒炒）、黄连（酒炒）各五钱，陈皮（去白）、甘草（生用）、玄参、柴胡、桔梗各二钱，连翘、板蓝根、马勃、牛蒡子、薄荷各一钱，僵蚕、升麻各七分。水煎服。功效：清热解毒，疏风散邪。主治：大头瘟。恶寒发热，头面红肿焮痛，目不能开，咽喉不利，舌燥口渴，舌红苔白兼黄，脉浮数有力。

212. 全蝎

【原文】全蝎主风瘫。

【性味】辛，平。有毒。

【归经】归肝经。

【功效】息风镇痉，攻毒散结，通络止痛。

【主治】

（1）痉挛抽搐：全蝎主入肝经，性善走窜，既能平息肝风，又能搜风通络，有良好的息风止痉之效，为治痉挛抽搐之要药。

（2）疮疡肿毒，瘰疬结核：全蝎味辛，有毒，故有散结、攻毒之功，多作外敷用。

（3）风湿顽痹：全蝎善于通络止痛，对风寒湿痹久治不愈，筋脉拘挛，甚则关节变形之顽痹，效果颇佳。

（4）顽固性偏正头痛：全蝎搜风通络止痛之效较强，可用于治疗偏正头痛，单味研末吞服即有效。

【用法用量】水煎服，2~5g。研末吞服，每次0.6~1g。外用适量。

【现代应用】治疗癫痫、面瘫、破伤风、脑血栓、惊风、抽搐、高血压、多种头痛、坐骨神经痛、痹病、慢性肾炎、肠痉挛症、骨与关节结核、淋巴结核、扁桃体炎、百日咳、小儿厌食症、脑囊虫病、疖肿、痔疮、外科疾病、烧伤、乳房疾病、皮肤科疾病、眼科疾病、中耳炎等。

【使用注意】全蝎有毒，用量不宜过大。孕妇慎用。

【附方】牵正散（《杨氏家藏方》）：白附子、白僵蚕、全蝎（去毒）各等分（牛用）。为细末，每次服一钱，日服二三次，温酒送服；亦可作汤剂。功效：祛风化痰，通络止痉。主治：风中头面经络。口眼㖞斜，或面肌抽动，舌淡红，苔白。

213. 酸枣仁

【原文】酸枣仁去怔忡之病。

【性味】甘、酸，平。

【归经】归心、肝、胆经。

【功效】养心益肝，安神，敛汗。

【主治】

（1）心悸失眠：酸枣仁味甘，入心、肝经，能养心阴、益肝血而有安神之效，为养心安神要药。

（2）自汗、盗汗：酸枣仁味酸能敛而有收敛止汗功效，常用于治疗体虚自汗、盗汗。

（3）津伤口渴：酸枣仁味酸，酸能收敛，故有敛阴生津止渴之功。

（4）骨蒸劳热：酸枣仁性味甘平，善补阴液，能养阴退蒸。

【用法用量】水煎服，10～20g。研末吞服，每次1.5～2g。酸枣仁炒后质脆易碎，便于煎出有效成分，可增强治疗效果。

【现代应用】治疗失眠、更年期综合征、脏躁、多汗症、遗精、不射精症、胃肠疾病引起的疼痛、皮肤瘙痒症等。

【使用注意】凡有实邪郁火及滑泄者慎服。

【附方】酸枣仁汤（《金匮要略》）：酸枣仁（炒）二升，甘草一两，知母二两，茯苓二两，芎䓖（即川芎）二两。水煎，分三次温服。功效：养血安神，清热除烦。主治：肝血不足，虚热内扰证。虚烦失眠，心悸不安，头目眩晕，咽干口燥，舌红脉弦细。

214. 桑寄生

【原文】桑寄生益血安胎，且止腰痛。

【性味】苦、甘，平。

【归经】归肝、肾经。

【功效】祛风湿，补肝肾，强筋骨，安胎。

【主治】

（1）风湿痹痛：桑寄生长于补肝肾、强筋骨，对痹病日久，伤及肝肾，腰膝酸痛无力者尤为适宜。

（2）肾气虚弱，腰背疼痛。

（3）肝肾亏虚，胎动不安，胎漏下血。

（4）妊娠水肿。

（5）产后乳汁不下：可单用桑寄生捣粗散，每用10g，水煎服，方如《圣济总录》寄生汤。

【用法用量】水煎服，9～15g。

【现代应用】治疗冠心病心绞痛、关节炎、心律失常等。

【附方】独活寄生汤（《备急千金要方》）：独活三两，桑寄生、杜仲、牛膝、细辛、秦艽、茯苓、肉桂心、防风、川芎、人参、甘草、当归、芍药、干地黄各二两。水煎服。功效：祛风湿，止痹痛，益肝肾，补气血。主治：痹证日久，肝肾两亏，气血不足。腰膝疼痛，痿软，肢节屈伸不利，或麻木不仁，畏寒喜温，心悸气短，舌淡苔白，脉细弱。

215. 大腹子

【原文】大腹子[1]去膨下气，亦令胃和。

【注释】

[1]大腹子：即槟榔。详见槟榔。

216. 小草、远志

【原文】小草[1]、远志，俱有宁心之妙。

【注释】

[1]小草：远志的地上部分。《博物志》卷七云："远志苗曰小草，根曰远志。"小草有祛痰、安神、消痈之功，临床可用于咳嗽痰多、虚烦、惊恐、梦遗失精、胸痹心痛、痈肿疮疡等病症。但今人只用远志，不用小草。

【性味】苦、辛，微温。

【归经】归心、肾、肺经。

【功效】安神益智，祛痰开窍，消散痈肿。

【主治】

（1）失眠多梦，心悸怔忡，健忘：远志辛苦微温，性善宣泄通达，既能开心气而宁心安神，又能通气而强志不忘，为交通心肾、安定神志、益智强记之佳品。

（2）痰阻心窍，癫痫惊狂：远志味辛通利，能利心窍、逐痰涎，故可用于治疗痰阻心窍所致之癫痫抽搐、惊风发狂等症。

（3）咳嗽痰多：远志苦温性燥，入肺经，能祛痰止咳，故可用于治疗痰多黏稠，咳吐不爽，或外感风寒，咳嗽痰多者。

（4）痈疽疮毒，乳房肿痛，喉痹：远志辛行苦泄，擅疏通气血之壅滞而消散痈肿，用于痈疽疮毒、乳房肿痛，不论内服、外用，均有治疗效果，内服可单用为末，黄酒送服。外用可隔水蒸软，加少量黄酒捣烂敷患处。远志味辛入肺，可开宣肺气，以利咽喉，如《仁斋直指方》治喉痹作痛，用"远志肉为末，吹之，涎出为度"。

（5）胸痹心痛：远志入心经，辛温宣泄，能开郁通痹，故可治胸痹心痛。

（6）小便赤浊：远志入肾经，可助气化，故《滇南本草》云远志"治赤白浊，膏淋，滑精不止"。

【用法用量】水煎服，5～15g。外用适量。生远志祛痰开窍作用较强，多用于痰阻心窍；制远志燥性减缓，药性平和，安神益智作用好，多用于心神不安、失眠、健忘。蜜远志化痰止咳作用优，多用于咳嗽痰多。

【现代应用】治疗乳腺炎、乳腺纤维瘤、阴道滴虫病、小儿多动症、小儿遗尿、膝关节滑膜囊炎、心肌炎、阑尾炎等。

【使用注意】远志性较温燥，内服刺激性较强，故凡实热或痰火内盛者，以及有胃溃疡或胃炎者当慎用。

【附方】不忘散（《备急千金要方》，名见《证治准绳》）：石菖蒲二分，茯苓、茯神、人参各五分，远志七分。上药治下筛。每服方寸匕，酒送下，日三次。功效：令人不忘。主治：健忘症。

217. 木通

【原文】木通、猪苓，尤为利水之多。

【性味】苦，寒。

【归经】归心、小肠、膀胱经。

【功效】清心火，利小便，通经下乳。

【主治】

（1）口舌生疮，小便涩痛：木通能上清心经之火，下泄小肠之热，使湿热之邪下行，从小便而出，故有降火利尿之功。

（2）腹胀水肿：木通能清热利水而消肿，可用于湿热壅盛之水肿。

（3）经闭不调，乳汁不通：木通能通利血脉、调经止痛，可利窍下乳。

（4）关节痹痛：木通利水湿而能通关节血脉，药性寒凉，宜用于湿热痹痛。

【用法用量】水煎服，3～6g。

【现代应用】治疗淋证、乳腺炎、乳腺增生、白塞综合征等。

【使用注意】无湿热者及孕妇慎用。

【附方】导赤散（《小儿药证直诀》）：木通、生地黄、生甘草梢各等分。为末，每服三钱，入竹叶同煎，食后温服；或水煎服。功效：清心利水养阴。主治：心经火热证。心胸烦热，口渴面赤，意欲冷饮，以及口舌生疮；或心热移于小肠，小便赤涩刺痛，舌红，脉数。

218. 猪苓

【原文】木通、猪苓，尤为利水之多。

【性味】甘、淡，平。

【归经】归肾、膀胱经。

【功效】利水渗湿。

【主治】

（1）小便不利，水肿泄泻：猪苓气薄味淡，性沉降，可利窍行水，为除湿利水之要药，可用于水湿停滞导致的各种水肿证。单味即可见效，如《子母秘录》治妊娠从脚至腹肿及《杨氏产乳方》治通身肿满、小便不利，皆独以猪苓为末，热水调服。

（2）淋浊带下：猪苓可泻膀胱、利小便、除淋浊，治妊娠子淋，《小品方》用猪苓捣筛，热水调服。

（3）湿热黄疸：猪苓渗利，可使水湿之邪从小便除。

【用法用量】水煎服，6～15g。

【现代应用】治疗肿瘤、乳糜尿等。

【使用注意】无水湿者忌服。

【附方】猪苓汤（《伤寒论》）：猪苓（去皮）、茯苓、泽泻、阿胶、滑石（碎）各一两。水煎服，阿胶分二次烊化。功

药性赋

效：利水，养阴，清热。主治：水热互结证。小便不利，发热，口渴欲饮，或心烦不寐，或兼有咳嗽、呕恶、下利，舌红苔白或微黄，脉细数。又治血淋，小便涩痛、点滴难出，小腹满痛者。

219. 莲肉（莲子）

【原文】莲肉[1]有清心醒脾之用。

[1] 莲肉：指莲子，为睡莲科植物莲的干燥成熟种子。

【性味】甘、涩，平。

【归经】归脾、肾、心经。

【功效】补脾止泻，益肾固精，养心安神。

【主治】

（1）脾虚泄泻：《本草纲目》云"莲之味甘，气温而性涩，禀清香之气，得稼穑之味，乃脾之果也"，莲子甘可补脾，涩能止泻，常用于脾虚久泻，食欲不振等。

（2）遗精滑精：《日华子本草》云莲子可"治腰痛，泄精"，《本草纲目》云莲子能"固精气"。莲子味甘而涩，入肾经，能益肾固精。

（3）带下：莲子入脾肾，既能补脾益肾，又能固涩止带，为治疗脾虚、肾虚带下常用之品。

（4）心肾不交，虚烦失眠：《神农本草经》云莲子能"养心，益气力"，《本草备要》曰莲子能"清心除烦"。莲子入心、肾经，能补心血、安心神、益肾气、交心肾，可用于心肾不交而见虚烦、心悸、失眠者。

此外，莲子还可用于淋证。

【用法用量】煎汤，10～15g，去心打碎用。

【现代应用】食疗用于治疗失眠等。

【使用注意】大便燥结者不宜用。

【附方】清心莲子饮（《太平惠民和剂局方》）：黄芩、麦冬（去心）、地骨皮、车前子、甘草（炙）各半两，石莲肉（去心）、白茯苓、黄芪（蜜炙）、人参各七钱半。锉散，每服三钱，水煎，食前服。功效：清心火，益气阴，止淋浊。主治：心火偏旺，气阴两虚，湿热下注证。遗精淋浊，血崩带下，遇劳则发；或肾阴不足，口舌干燥，烦躁发热等。

221. 没药

【原文】没药乃治疮散血之科。

【性味】苦，平。

【归经】归心、肝、脾经。

【功效】活血止痛，消肿生肌。

【主治】

（1）瘀血阻滞，心腹诸痛，跌打损伤：没药味苦性平，能活血止痛。

（2）疮疡痈疽，疔疮肿痛，无名肿毒：没药外用能消肿生肌敛疮，治疗疮疡溃破，久不收口。

（3）痔疮肿痛：没药能活血消肿止痛，可治疗痔疮肿痛。

【用法用量】水煎服，3～10g。外用适量。

【现代应用】治疗高脂血症、急性腰腿扭伤等。

【使用注意】孕妇忌用。没药味苦气浊，脾虚胃弱者慎用。与乳香配伍时应减量。

【附方】身痛逐瘀汤（《医林改错》）秦艽一钱，川芎二钱，桃仁、红花各三钱，甘草二钱，羌活一钱，没药二钱，当归三钱，五灵脂（炒）二钱，香附一钱，牛膝三钱，地龙（去土）二钱。水煎服。功效：活血行气，祛瘀通络，通痹止痛。主治：瘀血痹阻经络证。肩痛、臂痛、腰痛、腿痛，或周身疼痛，经久不愈。

222. 郁李仁

【原文】郁李仁润肠宣水，去浮肿之疾。

【性味】辛、苦、甘，平。

【归经】归大肠、小肠经。

【功效】润肠通便，利水消肿。

【主治】

（1）肠燥便秘：李杲谓郁李仁"专治大肠气滞，燥涩不通"，郁李仁味多辛苦，质润多脂，有润肠通便作用，且润中兼可行大肠之气滞，多用于肠燥便秘而有大肠气滞之证。

（2）水肿胀满，脚气浮肿：《神农本草经》云郁李仁"主大腹水肿，面目、四肢浮肿，利小便水道"，能下气利水消肿，治肿满、小便不利者。

【用法用量】水煎服，6~12g。

【现代应用】治疗便秘、支气管哮喘、偏头痛、小便不利、水肿等。

【使用注意】孕妇慎用。

【附方】五仁丸（《世医得效方》）：桃仁、杏仁（麸炒，去皮尖）各一两，柏子仁半两，松子仁一钱二分半，郁李仁一钱。五仁研为膏，陈皮四两。为末，炼蜜为丸，每服五十丸，温开水送下。功效：润肠通便。主治：津枯肠燥证。大便艰难，以及年老和产后血虚便秘，舌燥少津，脉细涩。

223. 茯神

【原文】茯神[1]宁心益智，除惊悸之疴[2]。

【注释】

[1]茯神：为多孔菌科真菌茯苓抱有松根的菌核。

[2]疴：疾病。

【性味】甘、淡，平。

【归经】归心、脾、肾经。

【功效】宁心安神。

【主治】心神不安、惊悸、健忘等。

【用法用量】水煎服，9～15g。

【现代应用】治疗失眠等。

【使用注意】虚寒精滑者忌服。

【附方】天麻钩藤饮（《中医内科杂病证治新义》，原书未著用量）：天麻，钩藤，生决明，山栀，黄芩，川牛膝，杜仲，益母草，桑寄生，夜交藤，朱茯神。水煎服。功效：平肝息风，清热活血，补益肝肾。主治：肝阳偏亢，肝风上扰证。头痛，眩晕，失眠多梦，或口苦面红，舌红苔黄，脉弦或数。

223. 白茯苓

【原文】白茯苓[1]补虚劳，多在心脾之有眚[2]。

【注释】

[1]白茯苓：是茯苓削去赤茯苓后的内层白色部分。

［2］瞖：本指目病生翳，此指一般疾病。

【性味】甘、淡，平。

【归经】归心、脾、肾经。

【功效】利水消肿，渗湿，健脾，宁心。

【主治】水肿，痰饮；脾虚泄泻；心悸，失眠。

【用法用量】水煎服，9～15g。

【现代应用】治疗糖尿病肾病等。

【使用注意】虚寒精滑者忌服。

【附方】二陈汤（《太平惠民和剂局方》）：半夏（汤洗七次）、橘红各五两，白茯苓三两，甘草（炙）一两半。加生姜七片，乌梅一个，水煎温服。功效：燥湿化痰，理气和中。主治：湿痰证。咳嗽痰多，色白易咯，恶心呕吐，胸膈痞闷，肢体困重，或头眩心悸，舌苔白滑或腻，脉滑。

224. 赤茯苓

【原文】赤茯苓［1］破结血，独利水道以无毒。

【注释】

［1］赤茯苓：是茯苓削去茯苓皮之后的淡红色部分，呈块片状，大小不一。

【性味】甘、淡，平。

【归经】归心、脾、膀胱经。

【功效】行水，利湿热。

【主治】小便不利，淋浊，泻痢。

【用法用量】水煎服，6～12g；或入丸散。

【现代应用】治疗溃疡性结肠炎、慢性迁延性腹泻等。

【使用注意】虚寒精滑或气虚下陷者忌服。

【附方】华盖散（《博济方》）：紫苏子（炒）、麻黄（去根节）、杏仁（去皮尖）、陈皮（去白）、桑白皮、赤茯苓（去皮）各一两，甘草半两。为末，每服二钱，水煎，食后温服。功效：宣肺解表，祛痰止咳。主治：素体痰多，肺感风寒证。咳嗽上气，呀呷有声，吐痰色白，胸膈痞满，鼻塞声重，恶寒发热，苔白润，脉浮紧。

225. 麦芽

【原文】麦芽[1]有助脾化食之功。

【注释】

[1] 麦芽：为禾本科植物大麦的成熟果实经发芽干燥的炮制加工品。

【性味】甘，平。

【归经】归脾、胃、肝经。

【功效】消食健脾，回乳消胀。

【主治】

（1）米面薯芋食滞证：麦芽甘平，能健脾开胃、行气消食，长于促进淀粉性食物的消化，故最适用于米、面、薯、芋等食物积滞不化者。

（2）断乳、乳房胀痛：麦芽能疏肝回乳，故可用于妇女断乳，或乳汁郁积所致的乳房胀痛等症，可单用生麦芽或炒麦芽120g（或生、炒麦芽各60g）煎服，有效。

（3）胁痛、脘腹痛：麦芽能疏肝解郁。

（4）泻痢腹痛：麦芽能消食化积，可用于治疗脾胃虚寒，积滞泻痢。

【用法用量】水煎服，10~15g，大剂量可用30~120g。生麦芽功偏消食健胃，炒麦芽多用于回乳消胀。

【现代应用】治疗婴幼儿腹泻、小儿消化不良、病毒性肝炎、前列腺增生等。

【使用注意】授乳期妇女不宜使用。

【附方】健脾丸（《证治准绳》）：白术（炒）二两半，木香（另研）、黄连（酒炒）、甘草各七钱半，白茯苓（去皮）二两，人参一两五钱，神曲（炒）、陈皮、砂仁、麦芽（炒，取面）、山楂（取肉）、山药、肉豆蔻（面裹煨热，纸包槌去油）各一两。为细末，糊丸或水泛小丸，每服五十丸，温开水送下。功效：健脾和胃，消食止泻。主治：脾虚食积证。

226. 小麦

【原文】小麦[1]有止汗养心之力。

【注释】

[1]小麦：为小麦的成熟颖果。浮小麦是小麦干瘪轻浮的颖果。

【性味】甘，微寒。

【归经】归心经。

【功效】养心气，除虚烦。

【主治】心神不宁，烦躁失眠。

【用法用量】水煎服，30~60g。

【现代应用】治疗脏躁等。

【使用注意】表邪汗出者忌用。

【附方】甘麦大枣汤（《金匮要略》）：甘草三两，小麦一升，大枣十枚。水煎服。功效：养心安神，和中缓急。主治：脏躁。精神恍惚，常悲伤欲哭，不能自主，心中烦乱，睡眠不安，甚则言行失常，呵欠频作，舌淡红苔少，脉细略数。

227. 白附子

【原文】白附子[1]去面风之游走。

【注释】

[1]白附子：为天南星科植物独角莲的干燥块茎。

【性味】辛、甘，温。有毒。

【归经】归胃、肝经。

【功效】燥湿化痰，祛风止痉，解毒散结。

【主治】

（1）中风痰壅，口眼㖞斜，破伤风：白附子辛温燥烈，既能燥湿化痰，又善祛风止痉，为治风痰之要药。

（2）风痰眩晕，偏正头痛：白附子辛温升散，功善燥湿痰、祛风痰、散风寒，尤善上行头面，治头面之疾。

（3）痈疽肿毒，毒蛇咬伤：白附子有解毒散结之功。

【用法用量】水煎服，用制白附子，3～6g。外用生品适量，捣烂熬膏或研末以酒调敷患处。

【现代应用】治疗癫痫、面神经麻痹、三叉神经痛、颈淋巴结核、斜视、偏头痛、感染性疾病、白癜风、黄褐斑、花斑癣、汗斑、脑血管病等。

【使用注意】白附子辛温燥烈有毒，阴虚燥热、动风之疾患者及孕妇忌用。生品一般不作内服。

【附方】玉真散（《外科正宗》）：南星、防风、白芷、天麻、羌活、白附子各等分。为细末，每次约二钱，用热酒调服；外用适量，敷患处；亦可作汤剂，用量酌定，服药后须盖被取汗，并宜避风。功效：祛风化痰，定搐止痉。主治：破伤风。牙关紧急，口撮唇紧，身体强直，角弓反张，甚则咬牙缩舌，脉弦紧。

228. 大腹皮

【原文】大腹皮[1]治水肿之泛溢。

【注释】

[1] 大腹皮：为棕榈科常绿乔木槟榔的干燥果皮。

【性味】辛，微温。

【归经】归脾、胃、大肠、小肠经。

【功效】行气导滞，利水消肿。

【主治】

（1）胃肠气滞证：大腹皮辛能行散，主入脾、胃经，是行气宽中之捷药。

（2）水肿、脚气肿满：大腹子味辛，能开宣肺气而行水消肿。

【用法用量】水煎服，5～10g。

【现代应用】治疗妊娠水肿等。

【使用注意】气虚者慎用。

【附方】五皮散（《华氏中藏经》）：生姜皮、桑白皮、陈橘皮、大腹皮、茯苓皮各等分。水煎服，忌生冷油腻硬物。功效：利水消肿，理气健脾。主治：脾虚湿盛，气滞水泛之皮水证。一身悉肿，肢体沉重，心腹胀满，上气喘急，小便不利，以及妊娠水肿，苔白腻，脉沉缓。

229. 椿根白皮（椿皮）

【原文】椿根白皮[1]主泻血。

【注释】

[1]椿根白皮：即椿皮，为苦木科植物臭椿的干燥根皮或干皮。

【性味】苦、涩、寒。

【归经】归大肠、肝经。

【功效】清热燥湿，收敛止带，止泻，止血。

【主治】赤白带下；久泻久痢，湿热泻痢；崩漏经多，便血痔血。

【用法用量】水煎服，6～9g。外用适量。

【现代应用】治疗溃疡性结肠炎、功能失调性子宫出血、便血等。

【使用注意】脾胃虚寒者慎用。

【附方】固经丸（《丹溪心法》）：黄芩（炒）、白芍（炒）、龟板（炙）各一两，黄柏（炒）三钱，椿树根皮七钱半，香附二钱半。粉碎成细粉，过筛，混匀，用水泛丸干燥，即得，每服五十丸，温开水送服；亦可作汤剂。功效：滋阴清热，固经止血。主治：阴虚血热之崩漏。月经过多，或崩中漏下，血色深红或紫黑稠黏，手足心热，腰膝酸软，舌红，脉弦数。

230. 桑根白皮（桑白皮）

【原文】桑根白皮[1]主喘息。

【注释】

［1］桑根白皮：即桑白皮，为桑科植物桑的干燥根皮。

【性味】甘，寒。

【归经】归肺经。

【功效】泻肺平喘，利水消肿。

【主治】

（1）肺热喘咳：桑白皮性寒降逆，主入肺经，功专清肺火，兼泻肺中水气而止咳平喘。

（2）水肿胀满：桑白皮可清降肺气，通调水道，有利水消肿之功。

【用法用量】水煎服，5～15g。泻肺行水宜生用，润肺止咳宜炙用。

【现代应用】治疗慢性喘息性支气管炎、食管癌、胃癌等。

【使用注意】桑白皮性质寒降，故喘嗽由于肺寒所致者不宜用。桑树的根皮、枝、叶、果穗均可供药用，而有桑白皮、桑枝、桑叶、桑椹诸品，且功效各异。桑枝可清热通络疗痹，尤以热痹更效；桑叶可疏散肺经风热，并能平肝明目；桑椹善滋肝肾之阴，而乌发明目。

【附方】泻白散（《小儿药证直诀》）：地骨皮、桑白皮（炒）各一两，甘草（炙）一钱。入粳米一撮水煎，食前服。功效：清泻肺热，止咳平喘。主治：肺热喘咳证。气喘咳嗽，皮肤蒸热，日晡尤甚，舌红苔黄，脉细数。

231. 桃仁

【原文】桃仁破瘀血兼治腰痛。

【性味】苦、甘，平。有小毒。

【归经】归心、肝、大肠经。

【功效】活血祛瘀，润肠通便，消痈排脓，止咳平喘。

【主治】

（1）经闭癥瘕，产后瘀痛：桃仁味苦，善入心肝血分，能活血通经，祛瘀止痛，常用于瘀血阻滞，血行不畅所致之经闭、痛经、产后瘀滞腹痛、癥瘕痞块及跌打瘀肿等症。

（2）跌打损伤，瘀血肿痛：桃仁祛瘀作用较强，为治疗跌打损伤之常用药。

（3）肠燥便秘：桃仁体润多脂，有润燥滑肠之功。

（4）肺痈，肠痈：桃仁善泄血分之壅滞，对于热毒壅聚、气血凝滞之内痈者，用之能活血祛瘀，消痈排脓。

（5）咳嗽气喘：桃仁苦降肺气，能止咳平喘，治疗咳嗽气喘，可单用煮粥食。

【用法用量】水煎服，5～10g，捣碎用。

【现代应用】治疗脑血管意外、高血压、流行性出血热、关节扭伤、血吸虫性肝硬化、脉管炎、急性肾功能衰竭、慢性肾盂肾炎、特发性血尿、盆腔脓肿、慢性盆腔炎、急性乳腺炎、唇裂、蛲虫病、小儿疳积、狂犬咬伤等。

【使用注意】孕妇忌用，便溏者慎用。有毒，不可过量用。

【附方】桂枝茯苓丸（《金匮要略》）：桂枝、茯苓、丹皮（去心）、桃仁（去皮尖，熬）、芍药各等分。为末，炼蜜和丸，每日服一丸；亦可作汤剂。功效：活血化瘀，缓消癥块。主治：瘀阻胞宫证。妇人素有癥块，妊娠漏下不止，或胎动不安，血色紫黑晦暗，腹痛拒按，或经闭腹痛，或产后恶露不尽而腹痛拒按者，舌质紫暗或有瘀点，脉沉涩。

232. 神曲

【原文】神曲^[1]健脾胃而进饮食。

【注释】

[1] 神曲：为辣蓼、青蒿、杏仁泥、赤小豆、鲜苍耳子等加入面粉或麸皮混合后，经发酵而成的曲剂。

【性味】甘、辛，温。

【归经】归脾、胃经。

【功效】消食和胃。

【主治】

（1）饮食积滞证：神曲味辛可行气消食，甘温可健脾开胃、和中止泻。

（2）外感风寒表证：神曲辛温能散寒解表，故可用于治疗风寒表证，兼食滞者尤宜，但其解表力薄，可配辛温解表药同用。

此外，凡丸剂中有金石贝壳类药物者，可用神曲糊丸以助消化。

【用法用量】水煎服，6～15g。消食宜炒焦用。

【现代应用】治疗婴幼儿腹泻、小儿消化不良等。

【附方】磁朱丸（《备急千金要方》，原名神曲丸）：神曲四两，磁石二两，光明砂一两。为末，炼蜜为丸，如梧子大，饮服三丸，日三服。功效：益阴明目，重镇安神。主治：心肾不交，耳鸣耳聋，心悸失眠，亦治癫痫。

【原文】五加皮坚筋骨以立行。

【性味】辛、苦，温。

【归经】归肝、肾经。

【功效】祛风湿，补肝肾，强筋骨。

【主治】

（1）风寒湿痹，腰膝疼痛，筋骨拘挛：五加皮辛能散风，温能祛寒，为强壮性祛风湿药，故尤宜用于老人和久病体虚的患者。可单用浸酒饮。

（2）脚气肿痛风：寒湿邪壅遏于下，两脚骨节皮肤湿肿疼痛者，用五加皮可祛风除湿。

（3）筋骨痿软：五加皮能补肝肾、强筋骨，可用于治疗肝肾不足，腰膝酸软，下肢痿弱，小儿行迟。

（4）水肿、小便不利。

（5）肾劳虚寒，伤精损髓，阴下湿痒，腰痛如折。

（6）血风劳：妇人经血闭阻，气精亏伤而致形容憔悴、肢体困倦、喘满虚烦、发热汗多者，用五加皮取其补肝肾、强筋骨之功。

【用法用量】水煎服，10～15g。浸酒或入丸散。

【现代应用】治疗肥大性腰椎炎、腰椎管狭窄症等。

【使用注意】阴虚火旺者慎用。

【附方】五加皮酒（《外科大成》）：五加皮八两，当归五两，牛膝四两，无灰酒一斗。煮三炷香，日二服，以醺为度。功效：祛风除湿，补肝肾，利筋脉。主治：鹤膝风。

234. 柏子仁

【原文】柏子仁养心神而有益。

【性味】甘、平。

【归经】归心、肾、大肠经。

【功效】养心安神，润肠通便。

【主治】

（1）心悸、失眠：柏子仁味甘质润，不寒不燥，性质和平，主入心经，具有养心安神之功效。

（2）肠燥便秘：柏子仁质地滋润，富含油脂，入大肠经，故有润肠通便之功。

（3）阴虚盗汗：柏子仁甘润，善滋补阴液。

（4）小儿惊痫：柏子仁可滋养心血、安定神志，止惊痫抽搐。

（5）肠风下血。

（6）脱发：柏子仁入心、肾经，可补血益精，滋润毛发，助发生长。

【用法用量】水煎服，10～20g。外用适量。大便溏者宜用柏子仁霜代替柏子仁。

【现代应用】治疗睡眠障碍、习惯性便秘等。

【使用注意】便溏或多痰者慎用。

【附方】柏子养心丸（《体仁汇编》）：柏子仁四两，枸杞子三两，麦门冬、当归、石菖蒲、茯神各一两，玄参、熟地黄各二两，甘草五钱。蜜丸，梧桐子大，每服四五十丸。功效：养心安神，滋阴补肾。主治：阴血亏虚，心肾失调证。精神恍惚，惊

药性赋百日通

悸怔忡，夜寐多梦，健忘盗汗，舌红少苔，脉细而数。

235. 安息香

【原文】安息香辟恶，且止心腹之痛。

【性味】辛、苦，平。

【归经】归心、脾经。

【功效】开窍，祛痰，行气活血，止痛。

【主治】

（1）闭证神昏：安息香味辛气香，有开窍醒神之效，故常用于治疗中风痰厥、气郁暴厥、中恶昏迷等闭证。安息香性平偏温，又善祛痰辟秽，最宜用于痰湿秽浊之邪蒙心窍引发的寒闭神昏证，如中风、厥证、中恶昏迷见痰涎壅盛者。

（2）心腹疼痛：安息香味辛，有行气活血、止痛之效，故为治气滞血瘀导致的心腹疼痛证所常用。单用有效，如治猝然心痛，或经年频发者，《世医得效方》单用安息香研末，沸汤服下。

（3）产后血晕：《日华子本草》云安息香"治血邪……，妇人血噤并产后血晕"。产后血晕之实证，因产后恶露不下，瘀血内停，阻塞气机，气血逆乱，上攻心胸，冒犯清窍，可致突发头晕、胸腹痞胀、神志昏迷、口噤不开。安息香辛香走窜，可开窍醒神、行气活血，故常选用。

（4）风寒痹痛：安息香辛行温通之性，能行气血、通经络、止疼痛，故与祛风湿、止痹痛药配伍，常可治疗感受风、寒、湿邪闭阻经络所导致的肌肉关节酸痛、麻木、屈伸不利等。

（5）小儿惊风：安息香有镇惊息风的作用，《中药材手册》云安息香可"治小儿惊痫"，故《常用中药八百味精要》治小儿惊风用安息香研服即效，《奇效良方》单用安息香亦有效验。

此外，安息香外敷溃疡疮面，有促进愈合的作用。

【用法用量】入丸散，0.6～1.5g。外用适量。不入煎剂。

【现代应用】治疗黄疸等。

【使用注意】阴虚火旺者慎用。

【附方】苏合香丸（《广济方》，录自《外台秘要》）：吃力伽（即白术）、光明砂（研）、麝香、诃黎勒皮、香附子（中白）、沉香（重者）、青木香、丁子香、安息香、白檀香、荜茇（上者）、犀角（水牛角代）各一两，熏陆香、苏合香、龙脑香各半两。上为细末，入研药匀，用安息香膏并炼白蜜和剂，每服旋丸如梧桐子大，取井华水化服四丸，老人、小儿可服一丸，温酒化服也得，并空心服之。昏迷不能口服者，可鼻饲给药。功效：芳香开窍，行气止痛。主治：寒闭证，症见突然昏倒，牙关紧闭，不省人事，苔白，脉迟；亦治心腹卒痛，甚则昏厥；亦治中风、中气及感受时行瘴疠之气，属于寒闭证者。

236. 冬瓜仁

【原文】冬瓜仁[1]醒脾，实为饮食之资。

【注释】

[1] 冬瓜仁：葫芦科植物冬瓜的种子称为冬瓜子，冬瓜子去壳取仁即冬瓜仁。

【性味】甘，寒。

【归经】归肺、胃、大肠、小肠经。

【功效】清热化痰，排脓消痈。

【主治】

（1）肺热咳嗽，肺痈肠痈：冬瓜子性寒质滑，上清肺经蕴热，下导大肠积垢，且能排脓。

（2）带下白浊，小便不利：冬瓜子性寒，清热利湿，对于下焦湿热所致的带下白浊、小便不利，常与清热祛湿药配伍应用。

【用法用量】水煎服，9～15g。

【现代应用】治疗肺脓肿、化脓性肺炎、支气管扩张等。

【使用注意】久服易伤脾胃。

【附方】苇茎汤（《外台秘要》引《古今验录方》）：苇茎（切，二升，以水二斗，煮取五升，去滓），薏苡仁半升，瓜瓣（含冬瓜仁）半升，桃仁三十枚。水煎服。功效：清肺化痰，逐瘀排脓。主治：肺痈，热毒壅滞，痰瘀互结证。身有微热，咳嗽痰多，甚则咳吐腥臭脓血，胸中隐隐作痛，舌红苔黄腻，脉滑数。

237. 僵蚕

【原文】僵蚕[1]治诸风之喉闭。

【注释】

[1]僵蚕：为蚕蛾科昆虫家蚕4～5龄的幼虫感染或人工接种白僵菌而致死的干燥体。

【性味】咸、辛、平。

【归经】归肝、肺经。

【功效】息风止痉，祛风止痛，化痰散结。

【主治】

（1）惊痫抽搐：僵蚕咸辛平，入肝、肺二经，既能息风止痉，又能化痰定惊，故对惊风癫痫而挟痰热者尤为适宜。

（2）风中经络，口眼㖞斜：僵蚕味辛行散，能祛风化痰通络。

（3）风热头痛、目赤咽肿或风疹瘙痒：僵蚕辛散，入肝、肺二经，有祛外风、散风热、止痛止痒之功。

（4）痰核、瘰疬：僵蚕味咸，能软坚散结，又兼化痰，故可用于痰核、瘰疬，以及疔疮肿毒等症。

【用法用量】水煎服，3～10g；研末吞服，每次1～1.5g；或入丸散。外用研末撒或调敷。

【现代应用】治疗癫痫、破伤风、高热惊厥、暑天高热、脑血管意外、面瘫、白喉后软腭瘫痪、乙型脑炎后口吃、三叉神经痛、血管神经性头痛、坐骨神经痛、周围血管疾病、咳嗽、哮喘、百日咳、流行性腮腺炎、淋巴结结核、淋巴结炎、耳鼻喉科急性炎症、各型肝炎、糖尿病、高脂血症、小儿遗尿症、痔疮、癌肿、荨麻疹、湿疹等。

【使用注意】僵蚕内服可致过敏反应，出现痤疮样皮疹及过敏性皮疹，停药后多能消失。

【附方】小儿回春丹（《敬修堂药说》）：川贝母、陈皮、木香、白豆蔻、枳壳、法半夏、沉香、天竺黄、僵蚕、全蝎、檀香各一两二钱半，牛黄、麝香各四钱，胆南星二两，钩藤八两，大黄二两，天麻一两二钱半，甘草八钱七分半，朱砂适量。为小丸，口服，周岁以下每次一丸，一至二岁每次两丸，每日二三次。功效：开窍定惊，清热化痰。主治：小儿急惊风，痰热蒙蔽心窍证。发热烦躁，神昏惊厥，或反胃呕吐，夜啼吐乳，痰嗽哮喘，腹痛泄泻。

238. 百合

【原文】百合敛肺痨之嗽萎。

【性味】甘，寒。

【归经】归肺、心经。

【功效】润肺止咳，清心安神。

【主治】

（1）肺热咳嗽，子嗽：百合甘寒，归肺经，具有清肺润燥止咳的作用，故可用于治疗痰热壅肺，热灼津伤，肺失宣肃，咳嗽气喘。

（2）阴伤燥咳，劳嗽咯血：百合甘寒质润，入肺经，功以润肺止咳、滋补肺阴见长，故可用于治疗肺热久咳伤阴，痰中带血。

（3）百合病虚烦口渴，失眠多梦：百合归心经，养心阴，益心气，清心热而安心神，故可用于热病伤阴，气津不足，心烦口渴，虚烦惊悸，失眠多梦，甚则神志恍惚，沉默寡言，如寒无寒。

（4）天疱湿疮：《濒湖集简方》载以生百合捣涂，治疗天疱湿疮，盖取其甘寒清凉之性。

（5）耳聋、耳痛：《千金方》载以干百合为末，温水服6g，每日2次，治耳聋、耳痛。

【用法用量】内服：10～30g，煎汤、蒸食、煮粥食或拌蜜蒸食。外用：捣敷。

【现代应用】治疗糜烂性胃炎、胃脘痛、慢性胃炎、流行性出血热多尿期、消化道溃疡、神经衰弱、心悸怔忡、支气管扩张咯血、燥咳、鼻衄、更年期综合征、精神分裂症、老年性皮肤瘙痒症、老年阴痒、糖尿病、带状疱疹、胆囊切除术后综合征、军团菌病、秋燥、臁疮、痈肿等。

【使用注意】脾肾虚寒便溏者忌用。

【附方】百合固金汤（《慎斋遗书》）：熟地、生地、归身各三钱，白芍、甘草各一钱，桔梗、玄参各八分，贝母、麦冬、百合各一钱半。水煎服。功效：滋养肺肾，止咳化痰。主治：肺肾阴虚，虚火上炎之咳血证。咳嗽气喘，痰中带血，咽喉燥痛，头晕目眩，午后潮热，舌红少苔，脉细数。

239. 赤小豆

【原文】赤小豆解热毒，疮肿宜用。

【性味】甘、酸，微寒。

【归经】归心、脾、肾、小肠经。

【功效】利水消肿退黄，清热解毒消痈。

【主治】水肿，脚气，黄疸，淋证，便血，肿毒疮疡，癣疹。

【用法用量】水煎服，10～30g；或入散剂。外用适量，生研调敷，或煎汤洗。

【现代应用】治疗下肢水肿、皮肤瘙痒、痛风等。

【使用注意】陶弘景云："（赤小豆）性逐津液，久食令人枯燥。"

【附方】麻黄连轺赤小豆汤（《伤寒论》）：麻黄（去节）

二两，连轺二两，杏仁（去皮，尖）四十个，赤小豆一升，大枣（擘）十二枚，生梓（白皮切）一升，生姜（切）二两，甘草（炙）二两。水煎服。功效：解表清热。除湿退黄。主治：湿热黄疸兼表证。发热恶寒，无汗身痒，身目发黄，黄色鲜明，舌苔黄腻，脉浮数或濡数。

240. 枇杷叶

【原文】枇杷叶下逆气，哕呕可医。

【性味】苦，微寒。

【归经】归肺、胃经。

【功效】清肺止咳，降逆止呕。

【主治】

（1）热咳嗽：枇杷叶味苦能降，性寒能清，功能清肺热、降肺气而化痰止咳。

（2）胃热呕逆：枇杷叶清泄苦降，能清胃热、降胃气而止呕逆。

【用法用量】水煎服，5～10g。止咳宜炙用，止呕宜生用。

【现代应用】治疗急性支气管炎、慢性支气管炎、上呼吸道感染、痤疮等。

【使用注意】枇杷叶清泄苦降，凡肺寒喘咳及胃寒呕哕者皆不宜用。

【附方】清燥救肺汤（《医门法律》）：桑叶（经霜者，去枝、梗，净叶）三钱，石膏（煅）二钱五分，甘草一钱，人参七分，胡麻仁（炒，研）一钱，真阿胶八分，麦门冬（去心）一钱二分，杏仁（泡，去皮尖，炒黄）七分，枇杷叶（刷去毛，蜜涂，炙黄）一片。水煎，频频热服。功效：清燥润肺，养阴益气。主治温燥伤肺，气阴两伤证。身热头痛，干咳无痰，气逆而喘，咽喉干燥，鼻燥，心烦口渴，胸满胁痛，舌干少苔，脉虚大而数。

241. 连翘

【原文】连翘排疮脓与肿毒。

【性味】苦，微寒。

【归经】归肺、心、小肠经。

【功效】清热解毒，消痈散结，疏散风热。

【主治】

（1）痈肿疮毒，瘰疬痰核：连翘苦寒，主入心经，"诸痛痒疮，皆属于心"，连翘既能清心火、解疮毒，又能消散痈肿结聚，故有"疮家圣药"之称。

（2）外感风热，温病初起：连翘苦能泻火，寒能清热，入心、肺二经，长于清心火，散上焦风热。

（3）热淋尿闭，肢体湿肿：连翘苦寒通降，《日华子本草》谓其能"通小肠"，《药性本草》称其"主通利五淋"，故连翘又有利湿通淋消肿之功。

【用法用量】水煎服，6~15g。

【现代应用】治疗肺脓肿、急性传染性肝炎、急性肾炎、细菌性痢疾、慢性化脓性中耳炎、呃逆、便秘、牛皮癣、烫伤等。

【使用注意】脾胃虚寒及气虚脓清者不宜用。

【附方】银翘散（《温病条辨》）：连翘一两，银花一两，苦桔梗六钱，薄荷六钱，竹叶四钱，生甘草五钱，芥穗四钱，淡豆豉五钱，牛蒡子六钱。作汤剂，水煎服。功效：辛凉透表，清热解毒。主治：温病初起。发热，微恶风寒，无汗或有汗不畅，头痛口渴，咳嗽咽痛，舌尖红，苔薄白或薄黄，脉浮数。

242. 石楠叶

【原文】石楠叶利筋骨与毛皮。

【性味】辛、苦，平。有小毒。

【归经】归肝、肾经。

【功效】祛风湿，通经络，益肾气。

【主治】

（1）风湿痹痛，腰背酸痛，肾虚脚弱：石楠叶可祛风湿，兼有补肾之功，故对于风湿而兼有肾虚者适用。

（2）头风头痛：石楠叶能祛风止痛，可治头风头痛，单用泡服或浸酒饮即能奏效。

（3）风疹瘙痒：石楠叶能祛风止痒，治疗风疹瘙痒，可单用石楠叶水煎服。《圣济总录》载石楠酒，治瘾疹经旬不解者，单用石楠叶为末，煮酒服。

【用法用量】水煎服，10～15g。

【现代应用】治疗血管神经性头痛、不孕、阳痿等。

【附方】石楠酒（《圣济总录》）：单用石楠叶为末，煮酒服。功效：燥湿清热止痒。主治：风疹瘙痒。

243. 谷芽

【原文】谷芽[1]养脾。

【注释】

[1] 谷芽：为禾本科植物粟的成熟果实经发芽干燥的炮制加工品。

【性味】甘，平。

【归经】归脾、胃经。

【功效】消食健胃。

【主治】

（1）米面薯芋食滞：谷芽味甘性平，能消食和中，作用和缓，善消谷食积滞，兼能健脾开胃，略有补益之功，主治食滞脘腹胀满。

（2）脾虚食少：谷芽能健脾开胃，促进消化，可用于治疗脾胃气虚、食欲不振、不饥食少者。

【用法用量】水煎服，10～15g，大剂量可用至30g。生用长于和中，炒用偏于消食。

【现代应用】治疗消化不良。

【使用注意】胃下垂者忌用。谷芽、麦芽均为消食化积、健脾开胃之常用药，可用于米面薯芋食滞及脾虚食少等。然麦芽消食健胃力强，而谷芽力弱，两药每相须为用。

【附方】谷神丸（《澹寮方》）：谷蘖（即谷芽）四两，为末，入姜汁、盐少许，和作饼，焙干；入炙甘草、砂仁、白术（麸炒）各一两。为末，白汤点服之，或丸服。功效：健胃消食化积。主治；脾胃虚弱，不饥食少。

244. 阿魏

【原文】阿魏[1]除邪气而破积。

【注释】

[1]阿魏:为伞形科植物新疆阿魏或阜康阿魏的干燥树脂。

【性味】苦、辛,温。

【归经】归肝、脾、胃经。

【功效】消积,杀虫,消癥散痞。

【主治】

(1)肉食积滞:阿魏有消积化滞之功,长于消化肉食积滞,可用于治疗肉食停积,胃呆不纳。

(2)痞块、癥瘕:阿魏苦泄辛散温通,有消痞散瘕之功,可用于治疗腹中痞块,瘀血癥瘕。

【用法用量】内服,1~1.5g,多入丸散。阿魏气味奇臭,不宜入煎剂。外用适量,入膏药。

【现代应用】治疗血管瘤、疟疾等。

【使用注意】脾胃虚弱者及孕妇忌用。

【附方】阿魏丸(《圣济总录》):阿魏(研)半两,蝎梢(炒,捣)、麝香(研)各一分,丹砂(研)半分,桃仁(去皮尖双仁,生研)四十九枚。为末,酒煮面糊为丸,如梧桐子大。每服二十丸,温酒下,不嚼,早晨、日中临卧各一服。功效:消食化积,活血散结。主治:脾胃虚寒,宿食不消,腹胀肠鸣。

245. 紫河车

【原文】紫河车[1]补血。

【注释】

[1]紫河车:为健康人的干燥胎盘。

【性味】甘、咸，温。

【归经】归心、肺、肾经。

【功效】助阳补精，养血益气。

【主治】

（1）阳痿遗精，腰酸耳鸣：紫河车禀受人之精血，甘温平补，善补益肝肾、养益精血，为助阳补精上品。用于治疗肾气亏损，先天不足，精血衰少，阳痿遗精，腰酸耳鸣，房劳精竭，单用久服有效。

（2）宫冷不孕，小产少乳：紫河车可助阳补精，作用温和持久。用于治疗先天不足，肾气亏耗之宫冷不孕及妇女产后气血不足、生化乏源、瘦弱少乳等症，单用即效。

（3）消瘦乏力，面色萎黄：紫河车可补气养血，兼益肝肾，用于治疗气血不足之消瘦乏力、面色萎黄、短气懒言之症，单用久服有效。

（4）耳目失聪，须发早白：紫河车可补气养血，助阳填精，善治男女虚损劳极，耳目失聪，须发早白，或肝肾不足，劳嗽骨蒸，阴虚发热等症。

（5）肺肾两亏，虚喘劳嗽：紫河车能补肺气，益肾精，可用于治疗肺肾两虚、摄纳无权、呼多吸少的虚喘证。平素单用久服，有扶正固本、防止发作之效。

（6）癫痫日久，神志恍惚：紫河车能益肾精、养气血，可用于治疗癫痫日久，气血大伤，失志恍惚。

【用法用量】2～4g，研末装胶囊吞服，每日2～3次，重症用量加倍，也可入丸散。现已制成胎盘糖衣片供口服，或胎盘注射液供肌内注射。

【现代应用】治疗小儿遗尿、咳喘、消化性溃疡、更年期综合征等。

【使用注意】阴虚内热者不宜使用。

【附方】河车丸（《古今医鉴》）：紫河车不拘几个，焙极干，为末，炼蜜为丸，梧桐子大，每七十丸，空心酒送下。功效：益肾填精，养血益气。主治：久患心风癫，气血两虚之证。

246. 大枣

【原文】大枣和药性以开脾。

【性味】甘，温。

【归经】归脾、胃经。

【功效】补中益气，养血安神，缓和药性。

【主治】

（1）脾胃虚弱：大枣甘温，药性平和，入脾胃而善补中益气，为调补脾胃的常用辅助药。治脾胃虚弱，气虚不足，倦怠乏力，食少便溏，单用即效，如《补品补药与补益良方》之大枣粥，用大量大枣与小米或糯米、食糖熬粥食。

（2）血虚萎黄：大枣甘温，能补脾胃、化精微、生营血，可用于治疗脾虚不能化生营血，气虚血少，面色萎黄，心悸失眠。

（3）妇人脏躁：大枣甘温入脾，能健脾益气、养血安神，故可用于治疗妇女情志抑郁、心神不安之脏躁证。

（4）缓和药性：大枣味甘能补能缓，既能益气健脾、固护正气，又能缓和药性，使攻邪而不伤正，故常与药性峻烈或有毒之品同用，以缓和药性。

（5）增助药效：大枣甘温，入脾、胃经，能补中益气以扶正，故常和生姜作为药对与他药相配以增助药效。

【用法用量】擘破煎服，10～30g；亦可去皮核捣烂为丸服。

【现代应用】预防输血反应，治疗过敏性紫癜、非血小板减少性紫癜、内痔出血、慢性萎缩性胃炎、溃疡病、泻痢、小儿哮喘、皮肤癌等。

【使用注意】实热、痰热、湿热、湿盛或气滞所致诸疾，均不宜服。

【附方】桂枝汤（《伤寒论》）：桂枝（去皮）三两，芍药三两，甘草（炙）二两，生姜（切）三两，大枣（擘）十二枚。水煎服，温覆取微汗。功效：解肌发表，调和营卫。主治：外感风寒表虚证。恶风发热，汗出头痛，鼻鸣干呕，苔白不渴，脉浮缓或浮弱。

247. 鳖甲

【原文】鳖甲治痨疟，兼破癥瘕。

【性味】咸，寒。

【归经】归肝、脾、肾经。

【功效】滋阴潜阳，软坚散结。

【主治】

（1）阴虚发热，骨蒸盗汗：鳖甲咸寒益阴，可培补肝肾，有滋阴清热之能。故可用于治疗肝肾阴虚，低热不退，或邪热炽盛，盗汗骨蒸，形销骨立，遗精滑泄。

（2）热病伤阴，夜热早凉：鳖甲咸寒质重，善养阴清热，潜降入里，可治疗温病后期，气阴两虚，低热不退，五心烦热。

（3）虚风内动，手足瘛疭：鳖甲味咸质重入肝，为血肉有情之品，长于滋补阴液，可治疗久病阴伤欲竭，虚风内动，手足瘛疭，脉虚欲脱。

（4）里有郁热，寒热如疟：鳖甲质重潜降，善入血分，能通利血脉，破结泄热，可用于治疗小儿表证未解，里有郁火，午后热甚，大便不畅。

（5）疟疾寒热，久疟疟母：鳖甲能清热滋阴、软坚散结，可用于治疗疟疾寒热，日久不愈，胁下痞硬成块，发为疟母之症。

（6）胸腹痞块，癥瘕积聚：鳖甲味咸软坚，质重下潜，长于破坚积、消癥瘕，为治疗胸腹痞块、癥瘕积聚常用之品。

（7）月经不调，经闭带下：鳖甲能滋阴清热，可用于治疗阴虚血热，经期超前，经色紫黑。

（8）面赤阳毒，痈肿疮疡：鳖甲咸寒潜降，能清热泻火、软坚散结、滋阴潜阳，故可用于治疗热毒伤阴、面赤如锦纹之阳毒症。

（9）阴虚肺痨，梦泄遗精：鳖甲可滋阴潜阳，标本同治，常用于治疗肺痨阴伤，灼伤肺络，咯血吐血，潮热盗汗，以及咳嗽失溺、梦泄遗精等。

【用法用量】水煎服，10～30g。先煎。滋阴潜阳宜生用，软坚散结宜醋炙用。

【现代应用】治疗肋软骨炎、结核性溃疡、病毒性肝炎等。

【使用注意】孕妇及脾胃虚寒者忌用。

【附方】青蒿鳖甲汤（《温病条辨》）：青蒿二钱，鳖甲五钱，细生地四钱，知母二钱，丹皮三钱。水煎服。功效：养阴透热。主治：温病后期，邪伏阴分证。夜热早凉，热退无汗，舌红苔少，脉细数。

248. 龟甲

【原文】龟甲坚筋骨，更疗崩疾。

【性味】甘、咸，寒。

【归经】归肝、肾、心经。

【功效】滋阴潜阳，益肾健骨，养血补心，固经止崩。

【主治】

（1）阴虚发热，骨蒸盗汗：龟甲甘能养阴，咸寒能清热，善滋阴清热，为治疗阴虚内热、盗汗遗精、骨蒸劳损常用之品。

（2）热病后期，低热不退：龟甲既能滋阴液，又能入血分清解血分邪热，故可用于治疗热病后期，邪热未尽，低热不退，夜热早凉。

（3）阴虚劳嗽，咳血衄血：龟甲长于滋阴，兼能清热。

（4）头晕目眩，急躁易怒：龟甲甘寒滋润，咸寒沉降，有滋阴潜阳之能。

（5）虚风内动，手足瘛疭：龟甲甘寒质重，既善补肝肾之阴，又善镇潜上越之浮阳，且咸寒沉降，凉血息风，为治疗阴虚液亏、筋脉失养、手足瘛疭等常用之品。

（6）筋骨痿软，足膝痿痹：龟甲可滋补肝肾而有强筋健骨之能，常用于治疗肝肾不足，筋骨痿弱，足膝痿痹，甚则步履全废、大肉渐脱者。

（7）囟门晚闭，行迟齿迟：龟甲长于滋肾水、强筋骨，有培补先天、促助发育之能。

（8）肝肾阴虚，目暗不明：龟甲可滋养肝肾，培补真阴，肝受补而能视，肾水旺则目明，故龟甲可用于治疗肝肾阴虚、视力减退、目暗不明等症。

（9）心虚惊悸，失眠健忘：龟甲能滋阴养血、补心安神，故可用于治疗劳伤阴血、心虚惊悸、失眠健忘等症。

（10）阴虚火旺，月经不调：龟甲能滋阴养血、凉血止血，可治疗妇人阴虚血热，血不归经所致月经不调、崩漏经多及经行腹痛等症。

（11）冲任不固，赤白带下：龟甲善养血滋阴、固冲任而止崩带。

（12）杨梅大疮，痈疽肿毒：龟甲甘寒可滋阴养血，咸寒能清热凉血，气血平和则痈疽自平、疮毒自清，故每用于治疗杨梅大疮、痈疽肿毒等症。

【用法用量】水煎服，15～40g，宜打碎先煎。外用适量，烧灰研末敷。

【现代应用】治疗肺结核、无名肿毒、烧伤、鸡胸等。

【使用注意】孕妇及胃有寒湿者忌用。龟甲、鳖甲均为滋阴潜阳要药，常同用于阴虚阳亢之症。但龟甲滋阴力强，且能益肾健骨、养血补心，本草记载其兼可软坚去瘀，还可用于血热之崩漏经多；鳖甲退热功胜，而软坚散瘀之力亦大于龟甲，多用于治疗癥瘕、久疟、经闭等症。

【附方】镇肝息风汤（《医学衷中西参录》）：怀牛膝一两，生赭石（轧细）一两，生龙骨（捣碎）五钱，生牡蛎（捣碎）五钱，生龟板（捣碎）五钱，生杭芍五钱，玄参五钱，天冬五钱，川楝子（捣碎）二钱，生麦芽二钱，茵陈二钱，甘草钱半。水煎服。功效：镇肝息风，滋阴潜阳。主治：类中风。头目眩晕，目胀耳鸣，脑部热痛，面色如醉，心中烦热；或时常噫气，或肢体渐觉不利，口眼渐形㖞斜；甚或眩晕颠仆，昏不知人，移时始醒，或醒后不能复原，脉弦长有力。

249. 乌梅

【原文】乌梅主便血疟疾之用。

【性味】酸、涩，平。

【归经】归肝、脾、肺、大肠经。

【功效】敛肺止咳，涩肠止泻，安蛔止痛，生津止渴。

【主治】

（1）肺虚久咳：乌梅味酸而涩，气厚善敛。《用药心法》云乌梅能"收肺气"。乌梅上入肺经能敛肺气、止咳嗽，可用于肺虚久咳少痰或干咳无痰。

（2）久泻久痢：乌梅酸涩，入大肠能涩肠止泻。《名医别录》云乌梅能"止下利"，可用于正气虚弱，久泻久痢。

（3）虚热消渴：乌梅味酸性平，能生津液、止烦渴，可用于虚热消渴，单用煎服。

（4）蛔厥腹痛，呕吐：虫得酸则伏，乌梅味极酸，具有安蛔止痛、和胃止呕之功，常用于蛔虫所致的蛔厥腹痛、呕吐。

（5）崩漏，便血，尿血：乌梅炒后应用能收敛止血，固冲涩漏。《本草求原》云乌梅"治溲血，下血，诸血证"。临床上多用于身体下部出血证，如《妇人良方》治崩漏下血者，以乌梅炒炭为末送服。《济生方》治大便下血不止者，以乌梅为末，醋糊为丸，空心米饮送服。《本草纲目》治尿血，以乌梅烧存性，以醋糊丸送服。

此外，乌梅亦可外用，如用乌梅肉擦牙龈，可治牙关紧闭；乌梅炒炭存性，研末外敷，可治疗疮疡脓净，胬肉外翻，久溃不敛；《太平圣惠方》以乌梅肉烧灰细研，生油调敷，治小儿头疮，积年不瘥；《草医草药简便验方汇编》以乌梅肉加适量食醋研烂，或用乌梅2份，凡士林1份，制成乌梅软膏，治化脓性指头炎及脉管炎引起的指头溃疡有效。

【用法用量】煎汤，3~9g，大剂量可用至30g。外用适量，捣烂或炒炭研末调敷。止泻止血宜炒炭用。

【现代应用】治疗胆道蛔虫病、寄生虫病、胆囊炎、胆石症、慢性结肠炎、溃疡性结肠炎、细菌性痢疾、病毒性肝炎、各种息肉、婴幼儿腹泻、重症妊娠恶阻、外科溃疡、白癜风、牛皮癣、寻常疣、鸡眼、乳头皲裂、宫颈癌等。

【使用注意】乌梅性收敛，故外有表证，或内有实热积滞者不宜用。

【附方】乌梅丸（《伤寒论》）：乌梅三百枚，细辛六两，干姜十两，黄连十六两，当归四两，附子（炮去皮）六两，蜀椒（出汗）四两，桂枝（去皮）六两，人参六两，黄柏六两。乌梅用醋浸一宿，去核捣烂，和入余药捣匀，烘干或晒干，研末，加蜜制丸，每服三钱，日服三次，空腹温开水送下；亦可作汤剂。功效：温脏安蛔。主治：脏寒蛔厥证。脘腹阵痛，烦闷呕吐，时发时止，得食则吐，甚则吐蛔，手足厥冷；或久泻久痢。

250. 竹沥

【原文】竹沥[1]治中风声音之失。

【注释】

[1] 竹沥：为禾本科植物淡竹等的茎用火烤灼而流出的液汁。

【性味】甘，寒。

【归经】归心、肺、肝经。

【功效】清热豁痰，定惊利窍。

【主治】

（1）痰热咳喘，痰稠胸闷：竹沥性寒滑利，清热化痰力强。治疗肺热咳嗽痰多，气喘胸闷，可单用竹沥内服，如《中国药物大全》有鲜竹沥口服液。

（2）中风痰迷，惊痫癫狂：竹沥入心、肝经，善涤痰热而开窍定惊。治疗痰热阻闭清窍，中风口噤，昏不知人，《备急千金要方》单用竹沥灌服。

【用法用量】冲服，15～30mL。

【现代应用】治疗急性咽喉炎、慢性阻塞性肺疾病、过敏性皮疹等。

【使用注意】竹沥性寒质滑，寒嗽及脾虚便溏者忌用。

【附方】竹沥汤（《备急千金要方》）：竹沥一升，麦冬、防风、黄芩各三两，茯苓四两。水煎，分三服，不瘥再作。主治：妊娠常苦烦闷。功效：化痰通络理气化痰，消积散结。

药性赋百日通

附　录

 十八反歌

本草明言十八反，半蒌贝蔹及攻乌[1]。

藻戟遂芫俱战草[2]，诸参辛芍叛藜芦[3]。

【注释】

[1]半蒌贝蔹及攻乌：乌头（附子、川乌、草乌）反半夏、瓜蒌、贝母、白蔹、白及。

[2]藻戟遂芫俱战草：甘草反海藻、大戟、甘遂、芫花。

[3]诸参辛芍叛藜芦：藜芦反参类药（人参、丹参、玄参、沙参、苦参）、细辛、芍药（白芍、赤芍）。

 十九畏歌

硫黄原是火中精，朴硝一见便相争。

水银莫与砒霜见，狼毒最怕密陀僧。

巴豆性烈最为上，偏与牵牛不顺情。

丁香莫与郁金见，牙硝[1]难合京三棱。

川乌草乌不顺犀[2]，人参最怕五灵脂。

官桂善能调冷气，若逢石脂便相欺。

大凡修合看顺逆[3]，炮爁炙煿莫相依[4]。

【注释】

[1] 牙硝：马牙硝，即芒硝。

[2] 不顺犀：不能和犀角配伍。

[3] 修合看顺逆：炮制要看是否相合或相逆，即不能随意组方。

[4] 炮爁炙煿莫相依：炮，即把药材置于火上，达到一定程度，称炮爁，用文火炮制的意思。炙，把药材与其他辅料共炒，如蜜炙、酒炙、醋炙、麸炒、盐水炒。煿，同"爆"，即火力强猛的意思。莫相依，不要一起使用。

中文索引

药性赋 百日通